補完・代替医療 **温泉療法**

群馬温泉医学研究所 所長
有限責任中間法人 日本温泉気候物理医学会理事　久保田一雄【著】
元群馬大学医学部附属病院草津分院長

金芳堂

序

　温泉療法というと，とかくうさん臭いと思われがちである。実際，温泉を毛嫌いしている医師は多い。たとえば，皮膚疾患の患者が温泉療養について尋ねると，一律に，硫黄泉は良くないとの答えが皮膚科医師から返ってくる。何を隠そう温泉の研究を始める前の私もそのような医師の一人であった。知らないということほど恐ろしいことはない。知ろうとしないことはもっと恐ろしいことである。本書を読んで，温泉について正しい知識を持っていただければと思う。

　一般に，日本人は日常生活に疲れると気軽に温泉に出かける。疼痛を伴う慢性疾患患者の多くはその緩和に温泉を上手に活用している。全国各地の温泉地で療養を続けている慢性皮膚疾患患者も少なくない。日本人は温泉の効能に期待しているものの，実際のところは半信半疑でもある。元々，温泉の「効能」は医療未発達時代の「願望」に端を発していて，科学的検証はほとんど行われてこなかった。長い間伝承されてきたからといって，一概に効果があるともいえず，そうかといって効用がないと切り捨てるのにも勇気がいる。時代を超えて受け継がれてきた効能にはいかにも真実が潜んでいそうと思うのは著者だけだろうか？

　群馬大学医学部附属病院草津分院では，温泉の医学的作用について一から一つひとつ科学的に検証してきた。本書はそれらの基礎的，臨床的研究を基に記載されている。恵まれない研究環境の中で多くの時間を共有した共同研究者の倉林均　元草津分院リハビリテーション部講師（現　埼玉医科大学リハビリテーション医学教室助教授）と田村耕成　元草津分院内科助手（現　医療法人博仁会第一病院総合診療部長）に感謝する。

　信濃毎日新聞社編集委員　飯島裕一氏には特にお世話になった。飯島氏は信濃毎日新聞に1997年4月から1998年7月まで掲載された「温泉の医学」の執筆者で，その中で草津分院の研究成果を紹介してくださった。この連載は後に講談社現代新書「温泉の医学」として出版されている。

その後も，飯島氏のご配慮で草津分院の仕事は社会のいろいろな方面から注目されるようになり，閉院を前にして，草津分院は一躍全国区の温泉病院になった。その上，本書の執筆に際し，たくさんのご助言やご協力を頂戴した。この場を借りて，深甚なる謝意を表する。

　最後に，出版の機会を与えてくださった京都府立医科大学大学院医学研究科 今西二郎教授と株式会社金芳堂編集部 三島民子様にお礼を申し上げる。

2006年6月

久保田一雄

目　次

1 はじめに　1

2 温泉とは　4
1．温泉の定義　4
2．温泉の分類　7
　①泉温による分類　7
　②液性による分類　7
　③泉質による分類　8

3 温泉の医学的作用　9
1．物理作用　9
　①温熱作用　9
　　a. 温泉は湯冷めをしない　9
　　b. 温泉浴は高温浴が可能　12
　　c. 温熱は心臓によい　13
　　d. 血圧に対する効果　15
　　e. ヘマトクリットの変化　19
　　f. 血糖に対する効果　20
　②静水圧，浮力および粘性　20
2．化学作用　22
　①血管に対する作用　22
　②皮膚に対する作用　22
　　a. 成人型アトピー性皮膚炎と乾癬　22　　b. 美肌効果　22
　③いわゆる泉質ごとの効能について　24
　　a. 塩化物泉　24　　　　　　　　　b. 炭酸水素塩泉　25

c. 硫酸塩泉　　25
　　　d. 二酸化炭素泉　　26
　　　e. 含鉄泉　　26
　　　f. 含銅-鉄泉　　26
　　　g. 硫黄泉　　26
　　　h. 酸性泉　　26
　　　i. 含アルミニウム泉　　27
　　　j. 放射能泉　　27
　　　k. 単純泉　　27
　３．総合的生体調整作用　　28

④ 草津温泉療法　　29

　１．草津温泉の歴史　　29
　２．成人型アトピー性皮膚炎　　31
　　　①社会的背景　　31
　　　②草津温泉療法の臨床的効果　　32
　　　③草津温泉療法の作用機序　　35
　　　④自然の妙味　　37
　　　⑤高温泉浴と瘙痒　　39
　　　⑥スキンケア　　39
　３．乾癬　　41
　４．死海療法との比較　　42
　５．時間湯　　43
　　　①時間湯とは　　43
　　　②入湯法　　45
　　　③深部体温，血圧，心拍数およびヘマトクリット　　47
　　　④血小板と凝固・線溶系　　49
　　　⑤βエンドルフィン　　53
　　　⑥免疫能　　55

⑤ 海外の温泉事情　　57

　１．エクスレバン（フランス）　　57

2．アバノテルメ（イタリア）　58
　　　3．バーデンバーデン（ドイツ）　58

6 現代の温泉療法　60

　1．現代版湯治　60
　　①休養，保養および療養　60
　　②温泉地での過ごし方　60
　　③温泉療養の対象疾患　61
　　　a．神経痛，筋肉痛および
　　　　関節痛　62
　　　b．皮膚疾患　62
　　　c．高血圧症　62
　　　d．糖尿病　63
　　　e．消化器疾患　63
　　　f．健康増進と疾病予防　63
　　　g．温泉療養相談　64
　2．家庭で温泉浴を楽しむ－浴用剤の活用－　64
　3．入浴の効用　65

7 安全入浴法　66

　1．温泉地における血栓性疾患の発症　66
　2．安全入浴法の提唱　69
　　①一人で入らない　70
　　②浴槽の蓋を活用し，事故防止を図る　71
　　③更衣室と浴室の温度管理　71
　　④入浴前後に水分補給　73
　　⑤42℃以上の湯には入らない　74
　　⑥水位は胸まで　75
　　⑦朝の入浴は避ける　75
　　⑧飲酒後は入浴しない　77

⑧ おわりに ——— 79

　　参考文献　　　　　　83
　　索　　引　　　　　　89

Side Memo

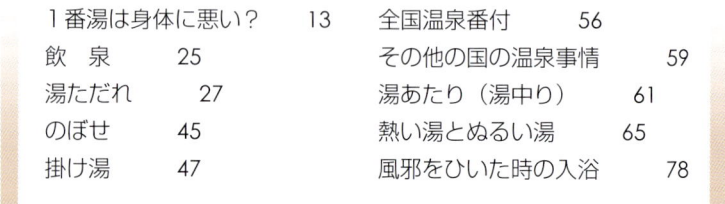

１番湯は身体に悪い？　13	全国温泉番付　56
飲　泉　25	その他の国の温泉事情　59
湯ただれ　27	湯あたり（湯中り）　61
のぼせ　45	熱い湯とぬるい湯　65
掛け湯　47	風邪をひいた時の入浴　78

1 はじめに

　現代西洋医学の進歩はめざましく，疾病の診断，治療は元より予防まで遺伝子レベルで行う段階に到達している。日々，優れた診断・治療法が考案され，新しい医薬品も開発されて，臨床の場で使用されている。それでもなお癒されない患者がいて，さまざまな伝統医療や民間療法に期待する実態がある。そのような医療は最近では補完・代替医療（complementary and alternative medicine）と包括され，その定義は京都府立医科大学の今西二郎教授によれば，「現代西洋医学以外の医療のすべて」である[1]。伝統医療や民間療法といえば日本などの東洋地域と思われがちであるが，現代西洋医学の最も進んでいる米国においても盛んで，ある調査によれば62％の米国人が何らかの補完・代替医療を利用したという事実は驚きである[2]。さらに，米国では補完・代替医療を積極的に研究していく体制が整えられていることは，日本の医療の現状と比較して興味深い。

　わが国で補完・代替医療といえば，漢方や鍼灸が代表であるが，温泉療法も人々の関心のある分野である。日本人は一般に温泉が大好きで，誰もが漠然と健康によいと信じている。疲れた時の一番人気は何といっても温泉である。また，難治の病にかかり，現代西洋医学で治らないとわかると，最後の救いを温泉に求める場合もある。まさに温泉は万病を癒す神秘の泉，魔法の泉で，日本人の心のよりどころでもある。

　現代のように医療システムの整わなかった時代から，人々は湯治に病気を癒し，体調を整える穏やかな効能を求めてきた。ところが現代日本人は性急過ぎてそのような湯治では満足せず，生活習慣病である高血圧症や糖尿病，さらには癌にまでその効果を求めている。しかし，期待感に比べ科学的な検証はほとんど行われていないのに，いわゆる効能が一人歩きしている。

著者は群馬大学医学部附属病院草津分院（1951年12月開院，2002年3月閉院，以下，草津分院と略す）の分院長として，主に草津温泉を対象として温泉の医学的作用を研究してきた。その結果，温泉には効用もあるが，副作用もあること，また，共通の効能もあるが，泉質ごとに異なる効果もあることなどが判明した。著者の研究テーマは「温泉を科学する」で，温泉療法の科学的根拠にこだわっている。温泉療法が補完・代替医療の一つとして「医療」であるならば，現代西洋医学と同様に証

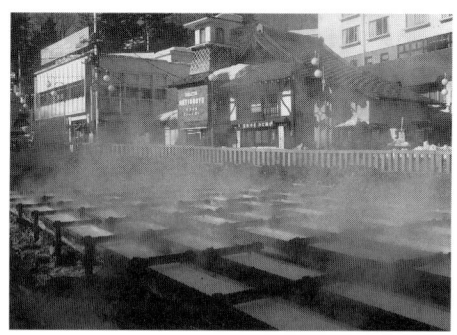

図1　草津温泉湯畑
木枠の中を左奥から右手前へ温泉水が流れている。沈殿物が「湯の華」である。

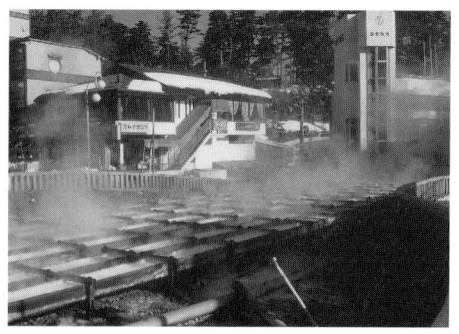

図2　草津温泉湯畑
図1の下流部分。左手前から右奥へ温泉水が流れている。その先が図15の滝になる（29ページ）。

1. はじめに

拠に基づいた医療（evidence-based medicine; EBM）でなければならない。図1，2は草津温泉の最大の源泉である湯畑である。図3にありし日の草津分院の夏，図4に冬を示した。

　本書では，科学的根拠に基づいた温泉の医学的作用，つまり「現代の温泉考」について説明し，補完・代替医療としての温泉療法の可能性と問題点について述べる。

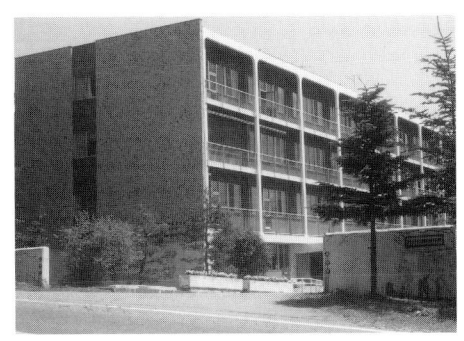

図3　群馬大学医学部附属病院草津分院の夏
（2002年3月閉院）

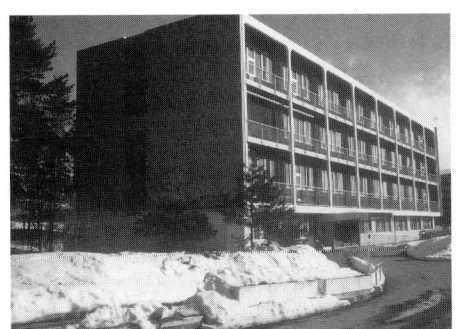

図4　草津分院の冬

2 温泉とは

1 温泉の定義

　温泉法の定義する「温泉」は鉱泉の他，地中よりゆう出する水蒸気およびその他のガス（炭化水素を主成分とする天然ガスを除く）からなる。鉱泉は地中よりゆう出する泉水で，泉水には温水と鉱水がある[3]。ここでの泉水とはわき水という意味である。

　鉱泉の定義を表1に示す[3]。1または2を満たせば鉱泉である。温水とは源泉から採取される時の温度が25℃以上の泉水のことである。つまり，地中からゆう出する泉水で，その温度が25℃以上あれば，何も溶けていなくても温泉である。なぜ，25℃かという点については諸説があるが，いずれも根拠は不明である。一方，鉱水とは表1の2に示した項目の1つ以上を満たす泉水のことである。たとえば，表2に草津温泉（湯畑）の成分を示したが，源泉の温度は90℃以上であるので温水であり，溶存物質総量は1.6759 g/kgであるので鉱水でもある。さらに個々の成分についてみると，鉄イオン，水素イオン，メタホウ酸およびメタケイ酸濃度も基準を満たしている。したがって，草津は温泉法上立派な鉱泉であり，温泉そのものである。ちなみに海水の塩分濃度は32〜35 g/kgであり，イスラエルの死海の塩分濃度はその約10倍である。

　図5に温泉（鉱泉）の定義，つまり温水と溶存物質総量による鉱水の基準を図示した。溶存物質総量が1 g/kg以上であれば，鉱水であり，鉱泉であり，温泉である。溶存物質総量が1 g/kg以下の場合は，温度が25℃以上であれば，温水であり，鉱泉であり，温泉になる。しかし，温度が25℃以下であれば，温水ではなく，ただの真水になり，温泉ではない。温泉と真水の境は連続的である。

2. 温泉とは

表1 鉱泉の定義

1. 温度（源泉から採取されるときの温度）	25℃以上
2. 物質（下記に掲げるもののうち，いずれかひとつ）	
物質名	含有量（1 kg中）
溶存物質（ガス性のものを除く）	総量1,000 mg以上
遊離二酸化炭素（CO_2）（遊離炭酸）	250 mg以上
リチウムイオン（Li^+）	1 mg以上
ストロンチウムイオン（Sr^{2+}）	10 mg以上
バリウムイオン（Ba^{2+}）	5 mg以上
総鉄イオン（$Fe^{2+} + Fe^{3+}$）	10 mg以上
マンガン（Ⅱ）イオン（Mn^{2+}）（第一マンガンイオン） 10 mg以上	
水素イオン（H^+）	1 mg以上
臭素イオン（Br^-）	5 mg以上
ヨウ素イオン（I^-）	1 mg以上
フッ素イオン（F^-）	2 mg以上
ヒ酸水素イオン（$HAsO_4^{2-}$）（ヒドロヒ酸イオン）	1.3 mg以上
メタ亜ヒ酸イオン（$HAsO_2^-$）	1 mg以上
総硫黄（S）[$HS^- + S_2O_3^{2-} + H_2S$に対応するもの]	1 mg以上
メタホウ酸（HBO_2）	5 mg以上
メタケイ酸（H_2SiO_3）	50 mg以上
炭酸水素ナトリウム（$NaHCO_3$）	340 mg以上
ラドン（Rn） 20×10^{-10}キュリー単位以上(74.7ベクレル単位以上)	
ラヂウム塩（Raとして）	1×10^{-8} mg以上

（文献3から作成）

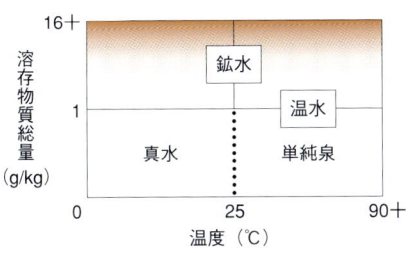

図5 温泉（鉱泉）の定義
温度25℃以上を温水，溶存物質総量1g/kg以上を鉱水と定義する。

表2　草津温泉（湯畑）の成分

成分	mg	mval	mval%	成分	mg	mval	mval%
【陽イオン】				【陰イオン】			
ナトリウム	53.7	2.33	9.53	フッ素	12.0	0.63	2.51
カリウム	16.0	0.41	1.68	塩素	343.0	9.68	38.52
マグネシウム	39.0	3.21	13.12	硫酸	611.0	12.70	50.54
カルシウム	72.0	3.60	14.72	硫酸水素	206.0	2.12	8.43
鉄（II）	14.5	0.52	2.13	【計】	1,172.0	25.13	100.00
マンガン	1.4	0.05	0.20				
アルミニウム	39.0	4.34	17.74				
水素	10.1	10.00	40.88				
【計】	234.7	24.46	100.00				

成分	mg	mmol
【非解離成分】		
メタケイ酸	250.0	3.21
メタホウ酸	8.2	0.19
【計】	258.2	3.40

温泉水1 kgに含まれる量。溶存物質総量1.6759 g/kg。草津分院資料より作成。
mval, mval%については文献3参照

表3　療養泉の定義

1. 温度（源泉から採取されるときの温度）	25℃以上
2. 物質（下記に掲げるもののうち，いずれかひとつ）	
物質名	含有量（1 kg中）
溶存物質（ガス性のものを除く）	総量1,000 mg以上
遊離二酸化炭素（CO_2）	1,000 mg以上
銅イオン（Cu^{2+}）	1 mg以上
総鉄イオン（$Fe^{2+} + Fe^{3+}$）	20 mg以上
アルミニウムイオン（Al^{3+}）	100 mg以上
水素イオン（H^+）	1 mg以上
総硫黄（S）[$HS^- + S_2O_3^{2-} + H_2S$に対応するもの]	2 mg以上
ラドン（Rn）	30×10^{-10}キュリー単位以上(111ベクレル単位以上)

（文献3から作成）

鉱泉のうち，特に治療の目的に供しうるものを療養泉と定義する（表3）。草津温泉をこの療養泉の定義に照らし合わせると，温度からは温水であり，溶存物質総量と水素イオン濃度から鉱水になり，基準を満たしている。

2　温泉の分類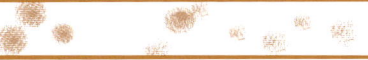

❶泉温による分類

　温泉は泉温により，下記のように分類される。

```
冷鉱泉      25℃未満
低温泉      25℃以上34℃未満
温泉（狭義）  34℃以上42℃未満
高温泉      42℃以上
```

　この中で，低温泉，温泉（狭義）および高温泉は表1の温水の基準から，溶存物質の多寡にかかわらず鉱泉であり，温泉である。25℃未満の泉水は温水の基準からは鉱泉にはなりえず，表1の2の物質の基準を満たせば鉱水となり，温泉となる。温泉の一種ではあるが，冷鉱泉ともいわれる。温かい場合温泉，冷たい場合鉱泉と思っている人も多いが，一般的には，温泉と鉱泉は同義語と考えてよい。

❷液性による分類

　温泉は液性により，下記のように分類される。

```
酸性       pH  3.0未満
弱酸性     pH  3.0以上6.0未満
中性       pH  6.0以上7.5未満
弱アルカリ性 pH  7.5以上8.5未満
アルカリ性   pH  8.5以上
```

　たとえば，草津温泉のpHは2.0であるので，その特徴を表すために，

泉質名は，酸性（pH2.0）－アルミニウム－硫酸塩・塩化物温泉と表記される。しばしば，強酸性などと記載されている場合もあるが，これは誤りである。現在，わが国で最も酸性度が高い温泉は玉川温泉（秋田県）で，pHは1.0である。中央温泉研究所の甘露寺泰雄所長によれば，過去の最高記録は笹倉温泉（新潟県）の0.4（1933年）とのことである[4]。一方，アルカリ性度が高い温泉は白馬八方温泉（長野県）で，pHは11.3である[4]。このアルカリ性泉は入湯するとヌルヌルするので，うなぎの湯などと呼ばれている。

❸泉質による分類

泉質は含有する化学成分によって分類される。塩類泉は溶存物質総量が1 g/kg以上で，陰イオンの主成分（mvalミリバル表示で最も多い成分）に従い，塩化物泉，炭酸水素塩泉および硫酸塩泉に分類される。溶存物質総量が1 g/kg未満ではあるが，泉温が25℃以上の温水を単純泉という（図5）。単純泉はわが国では最も多く，代表的な温泉として，下呂，道後，湯布院温泉などがある。さらに，表3に示した特殊成分を含む温泉は，二酸化炭素泉，含鉄泉，含銅－鉄泉，硫黄泉，酸性泉，含アルミニウム泉および放射能泉に分類される。それぞれの泉質の特徴は後述する。

表2の草津温泉（湯畑）の成分を検討すると，陰イオンの成分から，硫酸塩・塩化物温泉で，陽イオンの最も多い成分はmval表示でみるとアルミニウムになり，さらに水素イオンが1 mg/kgを超えているため，酸性（pH2.0）－アルミニウム－硫酸塩・塩化物温泉となる。

3 温泉の医学的作用

　温泉の医学的作用は物理作用，化学作用および総合的生体調整作用に分類される[5,6]。

1 物理作用

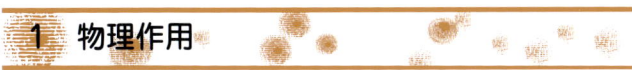

　物理作用には温熱，静水圧，浮力および粘性が含まれる。

❶温熱作用

　物理作用の中では温熱が最も重要である。温泉に入湯すると皮膚毛細血管で熱せられた血液が全身を循環し，深部体温が上昇する。草津温泉で実験したデータを示す。いわゆる体育座り，つまり浴槽の底に膝を少し折り曲げて座り，肩まで湯に浸かった場合，深部体温は42℃，10分で約1℃，47℃，3分で約2℃上昇する[7]。入湯は体温を速やかに上昇させる手軽な方法である。この47℃，3分という入湯法は，草津温泉の伝統的な「時間湯」である。詳細は後述する。

a. 温泉は湯冷めをしない

　さて，それでは温泉と家庭での入浴（真湯浴，真水浴）とに何か違いがあるのだろうか。温泉の定義は既に記載したが，実際，温水基準による温泉と真湯（真水）との境は連続的である。したがって，このような温泉（温水）と真湯の温熱作用に明らかな差異があるとは考えにくい。そこで，鉱水基準による温泉浴と真湯浴とに何らかの違いがあるかを検討してみた。しかし，鉱水といっても，その定義はさまざまである。表1の2の溶存物質の基準をみても明らかなように，たとえば，水素イ

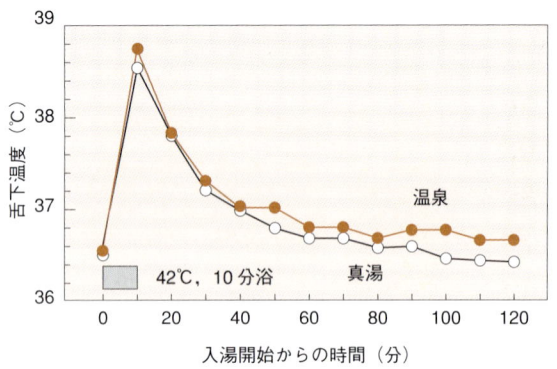

図6 42℃，10分の草津温泉浴（●）と真湯浴（○）後の舌下温度の変化

オンが温泉水1 kgに1 mg溶けているだけでも温泉である。これは温水と変わりないように思える。そこで，いわゆる温泉らしい温泉という意味で，溶存物質総量が1,000 mg/kg以上の温泉と比較した。

草津温泉はまさにこの基準にピッタリである。溶存物質総量は1.6759 g/kgであり，明らかな鉱水であり，温泉である。この溶存物質の基準を理解するために身の回りの日用品と比べてみると，1 kgはおよそ1リットルであるので，冷蔵庫の中の牛乳パック1本分である。その1リットルの湯に食塩を小匙1/5（約1 g）溶かすと，鉱水になる。温泉の中に溶けている塩分の量が現実的になっただろうか？

温泉に入った場合と真湯に入った場合の体温変化を比較した成績はほとんどない。著者自身が草津温泉を使って実験した成績を図6に示す[8]。50歳の男性（body mass index 20.8 kg/cm^2）がそれぞれ42℃，10分の草津温泉浴と真湯浴を行い，その後120分まで，温度25℃，湿度60%の環境で過ごした場合の舌下温度（深部体温）の変化である。深部体温には日内変動があるので，2つの実験は別の日の同じ時刻に，同じ条件で行われた。舌下温度は入湯開始後50〜120分まで，温泉浴の方が常に0.1〜0.3℃高い状態にあった。最高体温は出湯時で，温泉浴の方が真湯浴

より高かった。

　株式会社ツムラ中央研究所の渡邊智氏らは芒硝（硫酸ナトリウム）・食塩（塩化ナトリウム）配合浴用剤を用い保温効果を検討した。健常男性12例（平均年齢29歳）を対象として，41℃，5分の芒硝・食塩配合浴用剤浴と真湯浴前後の前額部と右前腕部の皮膚温を比較した[9]。200リットルの真湯に30ｇの浴用剤を溶解したので，塩類濃度は0.15 g/lであった。前額部の皮膚温は芒硝・食塩配合浴用剤群では真湯浴群に比較して，浴後高値を維持する傾向があったが，有意な変化ではなかった。右前腕部の皮膚温は芒硝・食塩配合浴用剤群では浴前に比べ，浴後60分まで有意に高い値であった。真湯浴群でも浴後30分までは有意に高い値であった。両群を比較すると，浴後20分，30分で芒硝・食塩配合浴用剤群の方が有意に高かった。このような浴用剤の研究から，単純泉の保温効果も推定される。

　この保温効果は温泉水あるいは浴用剤に含まれる物質，特に塩類が皮膚表面を膜のように覆い，汗腺を塞ぎ，発汗を抑え，その結果，熱が放散しにくくなり，体温が下がらなくなるからである。昔から，「温泉は湯冷めをしない」といわれている訳はこのことである。湯冷めをしなければ保温効果が長続きする。温熱作用が持続すれば血液の循環がよくなる。神経痛，筋肉痛および関節痛に対する効能はこのように説明される。

　図6の実験では，42℃，10分の入浴で深部体温が約2℃上昇した。もちろん，被験者の身長，体重や入浴環境によって異なるが，一般的に，この温度，時間での深部体温の上昇は約1℃である。NHK総合テレビの人気科学番組「ためしてガッテン：血液サラサラ入浴法」（1999年2月24日放送）に出演を依頼され，草津分院での温泉・入浴に関する研究成果を紹介した。その番組制作の過程で，若い男性を対象にして真湯浴による体温上昇の満足感と不快感を調べた。その結果は放送の中で紹介されたが，真湯浴開始後，深部体温が0.3～0.5℃くらい上昇すると気持ちよく感じられ，さらに深部体温が上昇して1℃を超えると不快になるようである。このような実験は被験者の主観によるものであり，科学的

な根拠は乏しいので、さらに検討が必要であることはいうまでもない。図6の成績では、深部体温は比較的長い時間にわたって0.1〜0.3℃高いままであった。他の研究結果からもこのくらいの深部体温の上昇が実際、気持ちよく感じられるようである。

b. 温泉浴は高温浴が可能

温泉浴は真湯浴に比べて、より熱い湯に入れる。ノーリツ株式会社中央研究所の大渡裕和氏の行った体感実験を紹介する（私信）。700mlの草津温泉水、水道水および蒸留水を、それぞれビーカーに入れ、47℃に加熱、保温した。被験者の男性3例（44, 33, 31歳）と女性3例（32, 30, 19歳）に、ビーカー内の水の種類を知らせず、それぞれの湯に約7秒間手を浸した時の熱さの感じを聴取した。もちろん、ビーカーに手を浸す前に流水（約25℃）で手を冷却した。さらに、1つのビーカーに手を浸した後も、同様に流水で手を冷却してから、次のビーカーに手を浸した。結果は、男性3例、女性2例は蒸留水を最も熱く感じ、次が水道水で、草津温泉水を一番ぬるく感じた。19歳の女性だけは3つとも同じように熱く感じた。残念ながらこの機序を解明できていないが、熱の移動というよりは、皮膚の痛点や温点への刺激の差によると思われる。昔から1番湯は熱く感じられ、身体に悪いといわれている訳はこのようなことで説明できそうである。

1999年1月13日NHK総合テレビのクローズアップ現代という番組で「おふろで死なないために─検証・高齢者の入浴事故─」と題して、温泉の安全入浴の問題が取り上げられた。草津分院も症例を紹介し、番組作りに協力した。安全入浴については後述するが、この放送の社会的反響が大きかったので、2001年2月19日に「事故にご注意！温泉の入り方」と題する続編が放送された。この番組制作過程で担当のディレクターから、温泉浴と真湯浴の違いを尋ねられ、前述した大渡氏の体感実験を思い出し、実際の入浴体感実験を行った。47℃では危険もあるので、45℃で行った。その結果は、番組の中で紹介されたのでそれを引用する。5

例の健常男女性を対象として，同じ温度の草津温泉浴と真湯浴でどちらの方がより長い時間入れるかを比較した。45℃の真湯浴では，5例の入湯時間は40秒，56秒，1分6秒，1分10秒および2分48秒であったが，草津温泉浴では，全例5分以上の入湯が可能であった。

　実際，草津では江戸時代の終わり頃から，時間湯という高温泉浴（47℃の草津温泉に，1回3分入湯）が行われている。47℃の温泉はとても熱いが，入湯は可能である。しかし，47℃の真湯となると，特別な人を除いてほとんど無理である。後述するが，温泉の場合，知らず知らずのうちに高温泉浴をしがちである。このことが温泉地における入浴事故の一因になっている点は見逃せない。

c. 温熱は心臓によい

　これまで確かな根拠もないのに，温泉浴（入浴）は運動と同様に重い心臓病には禁忌とされてきた。しかし，鹿児島大学の鄭忠和教授の研究により，慢性心不全の患者に対する適切な温浴は，禁忌どころかむしろ心血行動態を改善し，臨床症状を緩和する効果があることがわかってきた[10]。

1番湯は身体に悪い？　Side Memo

　1番湯，さら湯（新湯）とはまだ誰も入っていない湯のことである。湯温にもよるが，1番湯は熱く，入ると皮膚がピリピリする場合がある。人が入浴するに従い，湯温が下がり，皮脂などが溶けて，湯がおだやかになる。湯が円くなると表現される。その理由は真湯より温泉の方が高温の湯に入れることと同様で，熱が伝わりにくくなるからと考えられる。1番湯は刺激が強く，血圧や心拍数が一気に上がるので，昔から高齢者には好ましくないといわれている。

彼らの温熱療法は41℃，10分の温水浴あるいは60℃，15分の乾式サウナ浴後，毛布による30分間の安静保温を続けて行う方法である。彼らは中等症以上の慢性心不全患者32例（平均年齢58歳）にこの温熱療法を行い，心血行動態に及ぼす急性効果を検討した。結果は，深部体温は約1℃上昇し，心拍数は約10%増加した。収縮期血圧は変化しなかったが，拡張期血圧は軽度ではあったが，有意に低下した。全身血管抵抗，肺血管抵抗とも有意に低下し，心拍出量は約1.5倍に増加した。このような慢性心不全に対する温熱療法の急性効果の機序は温熱の末梢血管拡張作用により，心臓に対する前・後負荷が軽減するからと考えられる。ただし，温熱の末梢血管拡張作用機序はまだ十分解明されていない。この血管拡張，つまり平滑筋の弛緩機序は交感・副交感神経や知覚神経が断たれても起こることから，平滑筋への直接作用が推定されている。
　20例の中等症慢性心不全患者に対して2週間の温熱療法を実施した成績では，収縮期血圧の低下，心胸郭比の減少，血清脳性利尿ペプチド（brain natriuretic peptide; BNP）の低下および末梢血管内皮機能の改善が認められている。さらに，56例の重症慢性心不全患者に対して，1日1回，連続4週間の温熱療法を行い，臨床症状も有意に改善することを報告した。このように連続した温熱療法によって，心不全に伴う便秘，皮膚冷感，食欲不振，不眠などの臨床症状の改善が認められ，その上，温浴は気分を爽快にする効果もあるので精神衛生面からも誠に有用である。彼らの最近の研究から，温熱療法の効果発現機序の一つとして血管内皮機能の改善が指摘され，今後の研究の進展が大いに期待される。
　温水浴とサウナ浴を比較すると，温水浴では静水圧によって心臓への静脈還流が増加するので，前負荷が増大し，心内圧が増加する。注意が必要である。したがって，サウナ浴の方が適している。しかし，温水浴は家庭でも気軽にできるという利点がある。心臓の悪い人が温水浴を行う場合には，なるべく浅い浴槽を使用し，座位による半身浴が望ましい。

d. 血圧に対する効果

　入湯により血圧と心拍数は時間を追って変動する。図7，8にそれぞれ37℃，10分，42℃，10分の草津温泉浴の血圧と心拍数に及ぼす影響を検討した成績を示す[11]。この実験の対象者は9例の平均年齢30歳の正常血圧，非喫煙健常男性であった。血圧や心拍数は日内変動を示すので，それぞれの実験は日を変えて，同時刻に行った。成績は9例の平均値を示している。

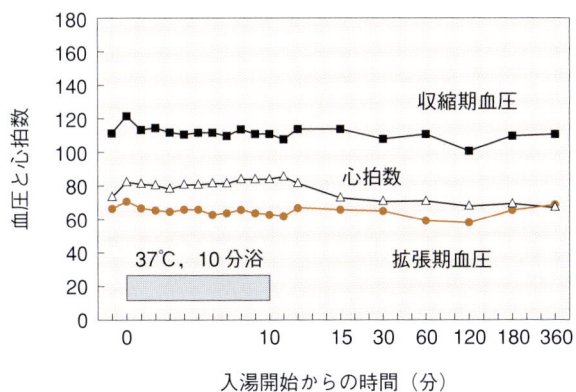

図7　37℃，10分の草津温泉浴の収縮期血圧（■），拡張期血圧（●）および心拍数（△）に及ぼす影響
9例の健常男性（平均年齢30歳，正常血圧，非喫煙）の平均値を示す。血圧の単位はmmHgで，心拍数は1分間の数である。この成績は図8，23と同時実験である。

　37℃，10分浴では，収縮期血圧は入湯後一過性に10 mmHg上昇したが，1分後には前値に戻り，その後はほぼ同じ値で，出湯の影響もわずかであった。拡張期血圧の変化は収縮期血圧とほぼ同様で，入湯後に一過性に上昇し，すぐに前値に戻り，その後は変化なく，出湯の影響もほとんどみられなかった。心拍数は入湯直後からわずかに増加し，入湯中はほぼ同じ値で，出湯後前値に戻った。

　42℃，10分浴では，変化はより顕著であった。収縮期血圧は入湯後

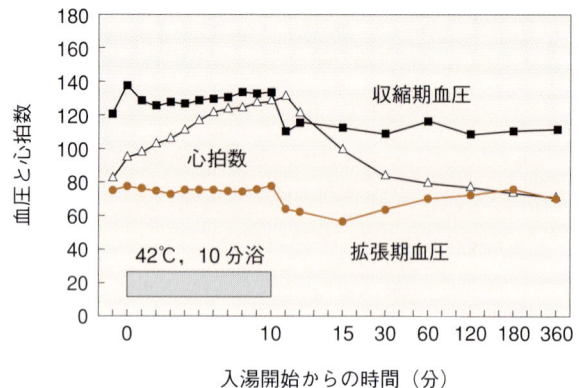

図8 42℃,10分の草津温泉浴の収縮期血圧（■），拡張期血圧（●）および心拍数（△）に及ぼす影響

9例の健常男性（平均年齢30歳，正常血圧，非喫煙）の平均値を示す。血圧の単位はmmHgで，心拍数は1分間の数である。この成績は図7, 23と同時実験である。

一過性に17 mmHg上昇したが，1分後にはやや低下し，その後はほぼ同じ値であった。出湯直後急に24 mmHg低下し，その後360分までそのまま低い値であった。拡張期血圧は入湯後に一過性に軽度上昇したが，すぐに前値に戻り，その後は変化しなかった。出湯時には収縮期血圧と同様に14 mmHg低下し，360分後までに徐々に前値に回復した。心拍数は入湯直後急に増加し，その後も上昇し続け，出湯1分後に最高値に達し，徐々に減少して前値に戻った。

このように1回の温泉浴後に血圧は低下する。血圧の高低は心拍出量と末梢血管抵抗によって決定される。前述したように，温水浴により心拍出量は増加するので，血圧の低下は末梢血管抵抗の低下によると考えられる。37℃，10分浴の血圧，心拍数に対する影響は軽度であったが，42℃，10分浴の影響は特徴的である。これらの成績は，他の研究者による42℃，10分の真湯浴の成績と一致する。また，収縮期血圧に比べて拡張期血圧の変動が少ないことも特徴的である。入湯直後の血圧の上昇は温熱が交感神経を緊張させ，末梢血管が一過性に収縮するためと考

えられる。入湯中は温熱性末梢血管拡張が起こるが、静水圧により静脈還流が増加し、心拍出量が増加し、収縮期血圧は軽度上昇する。出湯時の血圧の急激な低下は静水圧の影響がなくなり、温熱によって拡張した下半身の血管に血液が一気に集中するからである。

　次に、一般に行われることの多い20時入湯の夜間血圧に及ぼす影響を検討した[12]。この実験の対象者は6例の平均年齢28歳の正常血圧、非喫煙健常男性であった。実験は連続した2日で行った。被験者の半数、3例は第1実験日に温泉浴を行い、第2実験日は温泉浴を行わない対照日とした。残りの3例は順序を逆さにし、第1実験日は温泉浴を行わない対照日とし、第2実験日に温泉浴を行った。なお、一晩の血圧測定に慣れるために、第1実験日の前日に練習測定を実施した。温泉入湯は草津温泉42℃、10分座位浴であった。就寝時刻を23時、起床時刻を7時とした以外は特に食事や水分量に制限はなく、被験者は2日間自宅で同じように過ごした。

　図9に収縮期血圧、図10に拡張期血圧の変動を示した。被験者6例の第1、第2実験日の18時の血圧はそれぞれ次の通りであった。第1例（135/75 mmHg, 136/78）、第2例（115/68, 114/75）、第3例（119/64, 112/62）、第4例（135/84, 138/84）、第5例（121/78, 119/76）、第6例（123/71, 125/69）であった。2日間の血圧は被験者ごとにほぼ同様であったが、被験者間では異なったので、平均値を比較するのではなく、18時の値を基準に増減値で比較した。被験者数が少なくて統計的に有意な変化ではなかったが、収縮期血圧は入湯開始から7時間後の真夜中の3時には温泉浴を行わなかった対照日では約25 mmHg低下、温泉浴日では約34 mmHg低下した。その差は約9 mmHgであった。拡張期血圧も同様の変化で、3時の血圧低下は対照日で約18 mmHg、温泉浴日で約26 mmHgで、その差は約8 mmHgであった。このように20時に温泉浴を行うと、行わない場合に比べて、夜間の収縮期、拡張期血圧は低下する。しかし、収縮期、拡張期血圧とも翌朝にはほぼ同様に前値に復していた。

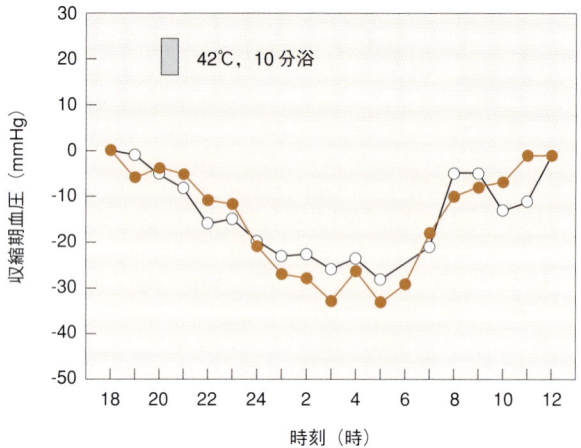

図9 42℃, 10分の草津温泉浴の夜間収縮期血圧に及ぼす影響
20時に温泉浴を行った場合（●）と温泉浴を行わなかった場合（○）。6例の健常男性（平均年齢28歳，正常血圧，非喫煙）の平均値を示す。

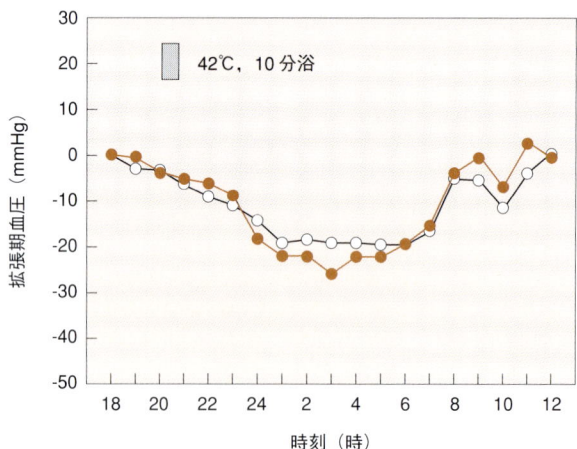

図10 42℃, 10分の草津温泉浴の夜間拡張期血圧に及ぼす影響
20時に温泉浴を行った場合（●）と温泉浴を行わなかった場合（○）。6例の健常男性（平均年齢28歳，正常血圧，非喫煙）の平均値を示す。

鹿児島大学の川平和美教授は44例の高血圧症患者に就寝前入浴を行い，その後の夜間の深部体温と血圧を調べた[13]。20時に41℃，10分の入浴，21時に就寝で，入浴条件は無入浴，真湯浴および人工温泉浴（芒硝・重曹配合浴用剤）の3種類であった。深部体温は無入浴では徐々に低下したが，真湯浴では最高0.3℃上昇し，2.5時間後に前値に戻った。人工温泉浴では最高0.4℃上昇し，5時間後に前値に戻った。収縮期血圧は無入浴でも7 mmHg低下したが，真湯浴では15 mmHg，人工温泉浴では21 mmHg低下した。この血圧低下の差は，保温効果の差によると考えられる。つまり，無入浴より真湯浴の方が，真湯浴より人工温泉浴の方が高い保温効果が得られるからである。その機序はすでに記載した。10時間後の翌朝6時の血圧は無入浴，真湯浴および人工温泉浴で相違はなかった。

　このような成績から，就寝前の真湯浴や温泉浴（人工温泉浴）の高血圧症患者に対する降圧効果が期待される。しかし，夜間の過度の降圧は却って臓器障害を強める危険性もあり，注意が必要である。また，通常の就寝前の入浴は早朝血圧までは影響しないようである。実施に際しては，降圧剤を使用した降圧療法と同様で，夜間の血圧の測定が不可欠である。

e．ヘマトクリットの変化

　血液粘度に影響する因子には，ヘマトクリット，赤血球変形能，赤血球凝集能，血小板凝集能，血漿粘度などがあるが，ヘマトクリットが最も重要である。入湯後のヘマトクリットに影響する主な因子は発汗と利尿である。図11に37℃，10分浴，42℃，10分浴および47℃，3分浴（時間湯）前後のヘマトクリットの変化を示した。この成績は前記した血圧，心拍数と同時実験で，対象者は9例の平均年齢30歳の正常血圧，非喫煙健常男性であった。37℃，10分浴では，ほとんど影響がなく，42℃，10分浴では，前値が47％で，後値は50％で3％の増加であった。

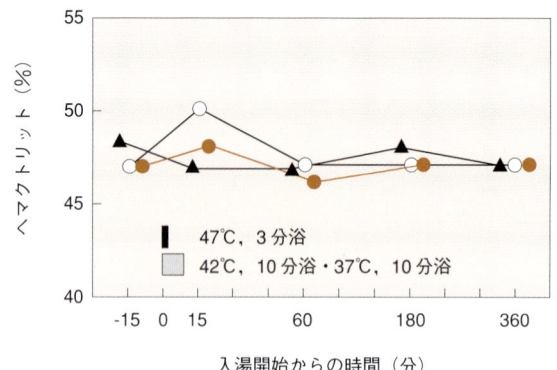

図11 37℃, 10分（▲），42℃, 10分（○）および47℃，3分（●）の草津温泉浴のヘマトクリットに及ぼす影響

この成績は図7，8，23に示した血圧，心拍数と同時実験で，9例の健常男性（平均年齢30歳，正常血圧，非喫煙）の平均値を示す．

f. 血糖に対する効果

旧北海道大学医学部附属病院登別分院では，酸素摂取量の測定から，入浴の消費カロリーを検討した[14]．その実験結果によれば，42℃，10分の入湯と出湯後20分までの消費カロリーは約4.2 kcalと微々たる程度であった．日常の入浴では，身体や髪を洗うなどの動作も加わるので，1回の入浴による消費カロリーは30〜70 kcalと考えられる．したがって，入浴だけで血糖値を十分下げることはできない．

❷静水圧，浮力および粘性

水の静水圧，浮力および粘性を活用して，温泉プールで各種の運動訓練が行われる．草津分院でも慢性閉塞性呼吸器疾患の患者に温泉プールで呼吸訓練を行い，症状の改善に有効であることを報告した．静水圧や浮力は身体を軽くし，高齢者の膝や腰への負担を軽減するので，歩行訓練を容易にする．粘性は身体を倒れにくくし，その上，適度の抵抗にもなり好都合である．しかし，温泉水と真湯（真水）との間に特別な差異

3．温泉の医学的作用

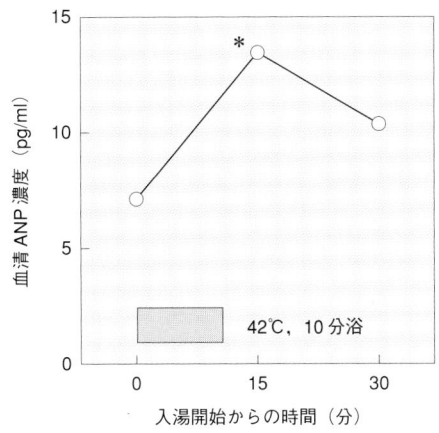

図12　42℃，10分の草津温泉浴の血清心房性ナトリウム利尿ペプチド（ANP）濃度に及ぼす影響
12例の健常男性（年齢22〜35歳）の平均値を示す。
＊は有意な変化を示す。

があるとの根拠は乏しく，リハビリテーションを温泉地で行うメリットは少ないように思われる。ただ，多量の温泉水は魅力的である。

　入浴すると尿意をもよおすという現象がある。この機序としては，水を見るという視覚と心房性ナトリウム利尿ペプチド（atrial natriuretic peptide; ANP）の増加が考えられる。図12に入浴前後の血清ANP濃度を検討した成績を示す。12例の22〜35歳の健常男性を対象として，42℃，10分の草津温泉浴（座位浴）を行い，前後の血清ANP濃度を測定した。図から明らかなように，入湯によって血清中のANP濃度が有意に上昇した[15]。このANPの増加は以下のように説明される。入湯すると，静水圧によって心房への静脈還流量が増加する。増加した静脈血液は心房を機械的に拡張し，心房からANPの分泌を促進する。このANPが腎臓に作用して，利尿を促すのである。

2 化学作用

　いわゆる泉質による作用である。この溶存物質による作用，化学作用こそ温泉の本質で，血管に対する作用と皮膚に対する作用が重要である。

❶血管に対する作用
　温泉の血管に対する作用は末梢血管拡張作用である。すでに記載した温熱作用が主であるが，二酸化炭素泉や硫黄泉にも末梢血管拡張作用がある。

❷皮膚に対する作用
a. 成人型アトピー性皮膚炎と乾癬
　どの温泉でも皮膚疾患に効果があるように信じられ，実際にそのような情報が氾濫している。しかし，科学的に証明されている温泉は草津だけである。草津温泉の成人型アトピー性皮膚炎と乾癬に対する効果については後述する。

b. 美肌効果
　わが国には「美人の湯」と呼ばれている温泉が200以上ある。群馬県の川中温泉は日本三大美人の湯に数えられ，美肌効果で知られている（図13，14）。老女将の小林タミ子さんは50年以上もこの湯と生活してきた。対照者がいないので，科学的には検証できないが，彼女の肌はみずみずしく，シミひとつないほどの美肌である。千葉大学の池上文雄助教授はこの温泉の秘密を解明しようとして，温泉水を徹底的に分析したが，残念ながら脂肪酸やフェノール化合物などの有機物の存在を確認できなかった[16]。
　美人の湯と呼ばれている温泉の泉質はさまざまである。川中温泉（群

3. 温泉の医学的作用

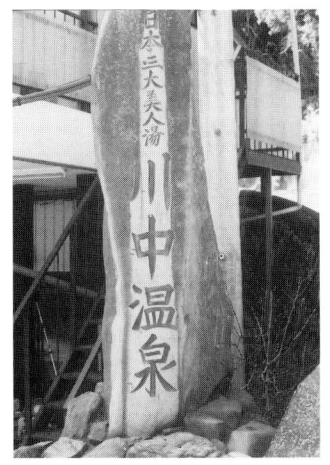

図13 日本三大美人の湯，
川中温泉（群馬県）

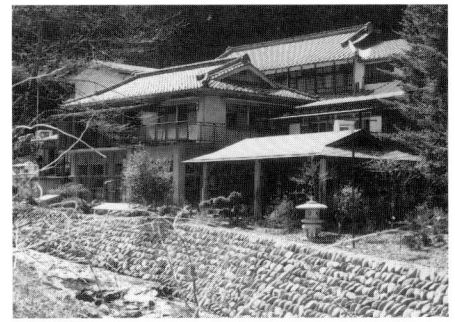

図14 日本三大美人の湯，川中温泉（群馬県）
中央が露天風呂である。

馬県）は石膏泉（カルシウム-硫酸塩泉）である。三大美人の湯の龍神温泉（和歌山県）は重曹泉（ナトリウム-炭酸水素塩泉）で，湯の川温泉（島根県）は単純泉（ナトリウム・カルシウム-硫酸塩・塩化物泉）である。表4に三大美人の湯の特徴を示したが，美肌効果の秘密は弱アルカリ性で，ナトリウムイオンおよびカルシウムイオン濃度が高く，泉温が人の体温に近い適温（37.0℃）であると考えられる。すなわち，このような弱アルカリ性の温泉中では，皮膚表面上の皮脂のカルボン酸が多量のナトリウムイオンやカルシウムイオンと反応して，ナトリウム塩やカルシウム塩を形成，すなわち石鹸を形成すると推定される。今後，このような脂肪酸塩，すなわち石鹸の生成を科学的に裏付けることや，無機塩類の効果を解明することが美人の湯の本質を明らかにする鍵である。

株式会社ツムラLS商品開発研究所の渡邊智氏らはスキンエラスティスィティメーターや高周波インピーダンス測定装置を用いて皮膚の柔軟性，粘弾性および角質水分量を測定し，従来から指摘されているナトリウム-炭酸水素塩泉の美肌効果を証明した[17]。カネボウ株式会社基礎科学研究所の井上紳太郎氏は皮膚のバリア機能の保持に最外層の角層が重

表4　日本三大美人の湯

	pH	ナトリウムイオン	カルシウムイオン
川中温泉（群馬県）	8.4	98 mg	400 mg
龍神温泉（和歌山県）	7.8	378 mg	9 mg
湯の川温泉（島根県）	8.4	280 mg	170 mg

ナトリウムイオンとカルシウムイオンは温泉水1 kg中の量

要であるとの認識から，*in vitro*で表皮細胞の角化能に及ぼす温泉水の影響を調べた。その結果，熱海，有馬，鶴巻並びに三朝温泉水に角質膜形成促進活性を見出し，含有成分の検討から，メタケイ酸とカルシウムイオンの美肌効果を報告した[18]。

❸いわゆる泉質ごとの効能について

　いわゆる泉質ごとの温泉の効能については，社団法人日本温泉協会が発行した「温泉療養の指針」[3]に泉質別適応症，禁忌症として記載されている。これは1982（昭和57）年5月25日の環境庁自然保護局長通知（環自施第227号）に基づいている。ただ，その頃に比べ医学は大きく発展し，温泉医学についてもEBMに基づいた検討が重ねられている。実際，環境省の依頼を受けて，現在，日本温泉気候物理医学会でこの泉質ごとの適応症や禁忌症について新しい基準作りを行っている。

　すでに記載した11種類の泉質について，その定義を記載し，最近の研究に基づいた泉質ごとの特徴を述べる。

a. 塩化物泉（旧泉質名：食塩泉）

　溶存物質（ガス性のものを除く）が温泉水1 kg中に1,000 mg以上あり，陰イオンの主成分が塩素イオンの温泉である。陽イオンの主成分がナトリウムイオンの温泉をナトリウム－塩化物泉という。最近の深部掘削による温泉の多くはナトリウム－塩化物泉である。昔から「熱の湯」と呼ばれていて，保温効果が強い。その機序はすでに説明したが，入湯

によって温泉成分が皮膚表面に付着し，汗腺を塞いで発汗を抑え，熱の放散が少なくなるからである．その結果，出湯後いつまでも身体が温かい状態が続き，血行がよくなり，神経痛，筋肉痛，関節痛などの疼痛緩和に効果がある．しばしば食塩泉は「胃腸の湯」と呼ばれ食欲増進などの目的で飲用される場合もあるが，過度の飲泉は注意が必要である．

b.炭酸水素塩泉（旧泉質名：重炭酸土類泉，重曹泉）

溶存物質が温泉水1kg中に1,000 mg以上あり，陰イオンの主成分が炭酸水素イオンの温泉である．陽イオンの主成分がナトリウムイオンの温泉をナトリウム-炭酸水素塩泉（重曹泉）という．無色透明で肌ざわりもよく，清涼感に満ちた湯上りを楽しめるが，医学的効果は未知である．日本三大美人の湯である龍神温泉（和歌山県）はこの重曹泉である．

c.硫酸塩泉（旧泉質名：硫酸塩泉）

溶存物質が温泉水1kg中に1,000mg以上あり，陰イオンの主成分が硫酸イオンの温泉である．無色または黄色味があって，口に含むと苦味がある．医学的には前記の塩化物泉と同様に保温効果がある．群馬県の川中温泉はカルシウム-硫酸塩泉（石膏泉）で，日本三大美人の湯の一つである．

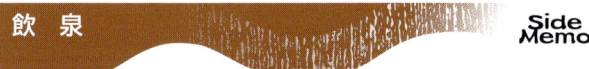

飲泉 Side Memo

欧州の温泉地では飲泉が盛んであるが，本邦ではそれほどでもない．温泉地を訪れると，飲泉用のコップが置かれている場合があるが，科学的な検討はほとんど行われていないのが実情である．一般に，温泉水には塩類が含まれているので，過度の飲用は高血圧症や心・腎疾患には好ましくない．また，衛生的な面の注意も肝要である．

d. 二酸化炭素泉（旧泉質名：単純炭酸泉）

遊離二酸化炭素を温泉水1 kg中に1,000 mg以上含む温泉である。二酸化炭素が溶けていて細かい泡がでるため「泡の湯」といわれる。二酸化炭素は皮膚から浸透して末梢血管拡張作用があり，血圧を下げ，血行をよくする。そのため，「心臓の湯」とも呼ばれ昔から重宝がられている。

e. 含鉄泉（旧泉質名：鉄泉，緑ばん泉）

総鉄イオン（Fe^{2+} + Fe^{3+}）を温泉水1 kg中に20 mg以上含む温泉である。湧出した時は無色透明であるが，空気に触れると酸化されて茶褐色に変色する。しばしば貧血に効能があると記載されている。確かに，飲泉すれば，理論上は鉄欠乏性貧血に有効であるが，現実的ではない。現代医学では，鉄欠乏性貧血の治療には優れた鉄剤が使用され，温泉水を飲用する意味はない。

f. 含銅‐鉄泉

含鉄泉に準ずる。

g. 硫黄泉（旧泉質名：硫黄泉）

総硫黄（HS^- + $S_2O_3^{2-}$ + H_2Sに対応するもの）を温泉水1 kg中に2 mg以上含む温泉である。硫化水素ガス特有の腐った卵のような臭いがして，いかにも温泉らしい温泉という感じがする。沈殿物は「湯の華」として，草津温泉などでは観光土産になっている。ただし，家庭では浴槽を傷める場合もある。硫化水素は有毒ガスであるので，危険である。医学的には末梢血管拡張作用が指摘されている。

h. 酸性泉（旧泉質名：酸性泉）

水素イオンを温泉水1 kg中に1 mg以上含む温泉である。一般に無色または微黄褐色で，口に含むと酸味があり，入湯するとピリピリして刺激的である。草津温泉や玉川温泉が代表的である。肌の弱い人は酸性泉

浴湯皮膚炎（湯ただれ）を起こしやすい。昔から浴槽に細菌が検出されないことから，殺菌作用が推定されていたが，著者の研究グループは草津温泉水の殺菌作用を解明した[19]。その正体は酸性（pH2.0）下でのマンガンイオンとヨウ素イオンの共同作用による。草津温泉が成人型アトピー性皮膚炎患者の皮膚症状の改善に効果を発揮する訳は皮膚症状の悪化因子の一つである黄色ぶどう球菌に対するこの殺菌作用である[19-21]。

i. 含アルミニウム泉 （旧泉質名：含明ばん・緑ばん泉）

アルミニウムイオンを温泉水1 kg中に100 mg以上含む温泉である。皮膚の収斂作用があり，発汗抑制作用があり，手足多汗症などの皮膚疾患の治療に用いられている。

j. 放射能泉 （旧泉質名：放射能泉）

1kgの温泉水中に30×10^{-10}キュリー単位以上のラドンを含む温泉である。微量の放射能は人体によい影響を与えるとの説もあるが，科学的根拠に乏しい。

k. 単純泉 （旧泉質名：単純泉）

溶存物質は温泉水1 kg中に1,000 mgに満たないが，泉温が25℃以上の温泉を単純泉という。肌に優しく，入浴しやすい温泉であるが，医学

湯ただれ　　　　　　　　　　　　　　　　　　　Side Memo

酸性泉浴湯皮膚炎。草津温泉などの酸性泉に入湯すると，腋窩部や鼠径部などの比較的皮膚の弱い部分がただれる現象のこと。温泉浴後，真湯で皮膚に付着した温泉成分を洗い流せば湯ただれは起こりにくい。湯ただれは温泉浴を控えれば，改善される。

的効能は未解明である。日本三大美人の湯である湯の川温泉（島根県）は単純泉である。

3　総合的生体調整作用

　「温泉に行くとなんとなくゆったりして，気分がリフレッシュされる」という作用を総合的生体調整作用と名付けてその本体を明らかにしようとしている[5,6]。これまでの検討では，温泉を含めた自然環境などの総合的作用で，日常生活で乱れた自律神経系，内分泌系，免疫系などを本来の生体リズムに整える作用であると考えられている。人間には生体リズムがあり，体温，血圧，ホルモンなどは特有の日内変動を示す。日の出とともに起床し，明るい時間に身体を動かし，夕刻から身体を休め，日の入りとともに就寝するというパターンが最も適しているのかもしれない。温泉地に何日か滞在し，ほぼこれに近い生活を過ごすと，コーチゾルなどのホルモンも本来の正常パターンを示すことが報告されている。

　今日の豊かな社会においては，入浴を含めた水治療による温熱などの物理作用は温泉地でなくても容易であり，化学作用もその本質が明らかになれば，医薬品で代用される。しかし，温泉療法の真髄はこの総合的生体調整作用にあると考えられるので，今後の温泉医学の方向として，この魅力溢れる温泉の未知の価値を科学的に解明していかなければならない。

4. 草津温泉療法

1 草津温泉の歴史

　草津温泉は昔から湯治場として全国にその名を轟かせてきた（図15）。実際，草津温泉は一体いつ頃から歴史に登場してきたのであろうか。草津の町制施行100周年を記念して刊行された「漫画草津町誌」を参考にして，草津温泉の歴史を簡単にまとめてみることにする[22]。同誌より一部を引用する。

　最初の記録は1474（文明4）年の本願寺蓮如の湯治記事とある。草津は群馬県の北西部，1,200 mの高地にある。現在の草津への主たるアプローチは鉄道も，道路も，東京から，高崎市，前橋市，渋川市，中之条町，長野原町を通って，南側から登るルートである。中之条町から沢渡温泉を通り，暮坂峠を越えて東南の方向から草津に入る道もある。沢渡温泉は昔から，温度が低いので，草津の上り湯といわれ，草津で療養した後，身体をやわらげるのに用いられた温泉である。暮坂峠は若山牧水

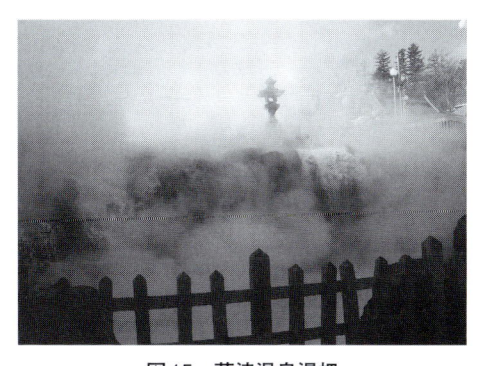

図15　草津温泉湯畑

の「枯野の旅」で有名である。その一節に「上野（かみつけ）の草津の湯より　沢渡の湯に越ゆる路　名も寂し暮坂峠」とある[23]。3番目のルートとして，草津の背後にそびえる草津白根山の北西側の信州から渋峠を越えて入る道がある。最初の南側からの登山口にあたる長野原町から，草津に登らず西に進み，間もなく南に折れると軽井沢に至る。軽井沢に向かわず，西進して県境の鳥居峠を越えると，真田町を通り，信州上田市に至る。蓮如は長野の善光寺参拝の際，草津に立ち寄った。恐らく，鳥居峠を越えたと思われる。その頃の草津は既に温泉街としての様相を呈していた。

　1491（延徳3）年の「梅花無尽蔵」という書物には，草津温泉は摂津の有馬，飛騨の湯島（下呂）と並んで，当時の日本三大温泉の一つになっていて，これが現在の日本三名湯の基になっているようである。

　戦国時代，草津を支配していた湯本一族は真田家に仕えていたので，真田家を通して豊臣家にも草津温泉は知られていた。興味深いことに，豊臣秀吉も1595（文禄4）年に草津温泉入湯計画を立て，実行に移したが，中止になった。徳川家康も秀吉の草津温泉入湯計画の翌年に草津の湯を樽に詰めさせ，江戸に運ばせたとの記録がある。戦国時代の最後の1598（慶長3）年には，加賀百万石の大名，前田利家が自身の養生のために一族郎党を引き連れ，約1か月滞在するという豪華な湯治を行っている。

　1726（享保11）年，徳川8代将軍吉宗は草津の湯を樽詰にして江戸に運ばせた。このことを記念して，現在も，湯畑内に「徳川8代将軍御汲上之湯」の碑がある（図1の左奥）。しかし，江戸時代になると，それまでの武将などの一部の人に限らず，庶民の来草が増えるようになった。特に，中期以降の太平の世になると，それまでの湯治に加えて物見遊山の客も来草するようになり，夏には江戸の暑さを避けた避暑客まで現れたそうである。その頃の草津は「草津千軒江戸構え」とまでうたわれ，繁盛を極めた。1817（文化14）年発行の「諸國温泉功能鑑」では，草津温泉は東の大関にランクされ，西の大関の有馬温泉と対比された。ち

なみに大関が最高位である。

　1876（明治9）年から26年間，東京大学医学部のお雇い教師であったエルウィン・ベルツは医学，人類学および民族学に大きな業績を残し，「日本の近代医学の父」と呼ばれている。ベルツは温泉にも深い関心を示し，1878（明治11）年に初めて来草した[24]。岩波文庫「ベルツの日記」から引用すると，ベルツは草津温泉の医学的価値を高く評価し，2回目の休暇でドイツに帰国した際，第12回内科学会で，「温浴の生理的・治療学的観察」と題する講演を行い，日本の温泉医学を紹介した。このベルツの草津温泉に関する研究は東京大学医学部の真鍋嘉一郎，三澤敬義，大島良雄教授らに受け継がれ，後に，群馬大学医学部附属病院草津分院が設立された。

　明治時代の草津は自炊形態の長期滞在湯治客が中心であった。草津の高温・酸性の湯の特徴を活かすために独特の時間湯という集団入浴が行われていた。時間湯の詳細は後述する。大正時代から昭和時代初期にかけては保養温泉地への展開がみられた。短期滞在者の増加につれてしだいに自炊長期滞在者が減少し，観光化の方向へと変貌した。第二次大戦後は観光地からリゾート地へと発展し，健康保養地へと展開した。現在は短期滞在者が中心であるが，皮膚疾患などの改善を目的に長期滞在者も少なくない。

2　成人型アトピー性皮膚炎

❶社会的背景

　温泉療法は昔から主として皮膚疾患の治療に用いられてきた。江戸時代の中期頃から草津は梅毒などの湯治場として知られるようになった。漢方薬以外にこれといった治療法がなかったので，高温の酸性泉は効果を上げたようである。明治以降もそのような皮膚疾患に対して温泉療法が行われてきたが，近年の化学療法の確立によりその価値は消失した。

ところが最近，温泉療法を希望して草津を訪れるアトピー性皮膚炎の患者が増えてきた。彼らのアトピー性皮膚炎は主として10～30代の男女性にみられる成人型と呼ばれる病態である。

　成人型アトピー性皮膚炎という疾患は20年くらい前から急激に増加し，大きな社会問題になっている。本症の発症要因として，我々を取り巻く生活環境の変化が指摘されているが，まだはっきりしたことはわかっていない。治療法としては，これまでステロイド外用剤が第一選択薬として汎用されてきたが，この方法も対症療法にすぎないばかりか，しばしば乱用によって種々の副作用を引き起こし，かえって患者を苦しめる原因にもなっている。このステロイド療法を含む西洋医学的治療や，漢方薬，鍼灸などの東洋医学的治療の他に，さまざまな民間療法が試みられているが，いずれも決定的な治療法ではない。それ故，本症の患者の中には長期にわたって皮膚症状や瘙痒に苦しめられ，就学や就労などの社会生活の制限を余儀なくされ，閉鎖的態度を取る場合も少なくない。また，ステロイド軟膏の功罪についての説明不足などが原因で，医師や医療関係者に対する不信感がきわめて強いことも本症患者に特徴的である。

　このような社会的背景を考えると，成人型アトピー性皮膚炎の患者が温泉療法に期待する理由がおのずからわかってくる。そこで，草津分院では，このような患者を積極的に受け入れ，草津温泉水を用いた治療を試みてきた。草津温泉療法が難治性の成人型アトピー性皮膚炎を治癒させ得るとはとても考えられないが，少なくとも一部の患者の皮膚症状と瘙痒の改善には有効である。以下に，臨床成績を提示し，さらに，どうして草津温泉水が成人型アトピー性皮膚炎の症状改善に効果があるかという著者らの研究成果を紹介する[19-21]。

❷草津温泉療法の臨床的効果

　草津分院では，1990年6月から閉院間近の2002年1月までの11年8か月間に，131例の成人型アトピー性皮膚炎の患者に温泉療法を行った。

これらの131例のうち男性は76例，女性は55例で，年齢分布は12〜80歳，平均値は25±8歳であった。罹病期間は1〜43年で，平均値は18±8年であった。全例草津分院受診前に少なくとも2つ以上の病院または医院の皮膚科医師の診断・治療を受けていて，全例ステロイド軟膏治療を少なくとも1年から十数年受けていた既往があったが，入院時には2例を除いて全例中止していた。その2例はそれぞれ他医でステロイド剤の内服，外用による治療を受けていたが，患者の希望で入院後1週間以内に中止した。なお，本症が慢性に経過することや，医師から治療内容について十分説明を受けていなかったことなどから，過去の治療法の詳細を知ることは困難であった。著者らも改めて日本皮膚科学会の診断基準に基づいて診断を確認した。その結果，全例典型的な成人型アトピー性皮膚炎と診断した。

　草津分院で行っていた温泉療法は温泉入湯法と保湿法を組み合わせた治療法である。入院や転地だけで症状が改善する場合も指摘されているので，70例目までの患者に対しては，入院後1週間は温泉浴を行わないで，真湯シャワー浴だけで経過を観察したが，皮膚症状や瘙痒に改善が認められた症例は1例もいなかった。そこで，71例目からの患者には入院後直ちに温泉療法を開始した。温泉浴は40〜42℃，10分，座位浴，1日1〜2回を原則とした。温泉浴開始当初の1〜2週間，入湯後温泉水の刺激により皮膚に疼痛を感じた場合は，出湯後直ちに真湯シャワー浴で皮膚に付着した温泉成分を洗い落とさせた。顔の症状の強い症例には，顔も手ですくった温泉水に浸させた。出湯後はタオルで水分をすばやく吸収させ，30分以内に，ワセリン，アズレン（商品名アズノール軟膏）などを保湿目的で使用させた。瘙痒に対しては患者の希望に応じて抗ヒスタミン剤（内服）を処方した。全例この治療中，ステロイド軟膏やステロイド内服薬を使用しなかった。

　皮膚症状に対する効果の判定は目に見えるだけにわかりやすく，医師の視診による判定と患者自身の判断に大きな差異はなかった。医師がしばしば多用する「やや改善」というような曖昧な評価は避けた。成人型

アトピー性皮膚炎に対する治療効果を判定する特別の基準は報告されていない。一般的には視診による判定である。草津分院では視診による判定に客観性を持たせるため，以下のような判定基準を設けた。温泉療法開始前にそれぞれの患者で病変の最も著しい部位を選んで，下記の基準に基づいてスコアを算出した。方法は，紅斑，浮腫，丘疹/小水疱，滲出および擦過傷の5項目について，それぞれ0から3点に分類し，合計点を算出した。この方法により，15－13点を very severe，12－10点を severe，9－7点を moderate，6－4点を mild，3－1点を faint の5段階に分類した。温泉療法終了後に再度，同部位のスコアを算出し，3点以上低下した場合，すなわち，少なくとも1段階低下した場合を有効と判定した。一方，このスコアが3点以上増加した場合，すなわち，1段階以上上昇した場合，皮膚症状悪化，それ以外の場合は皮膚症状不変と判定した。

瘙痒は自覚症状である。草津分院では表5のような分類法を作成し，判定の基準とした。5段階評価で，温泉療法終了後に少なくとも1段階以上良くなった場合，有効と判定した。この場合も，やや有効というようなあいまいな判定は避けた。一方，1段階以上悪くなった場合，悪化，それ以外の場合は不変と判定した。

131例の臨床成績は以下の通りである。結果として，平均入院日数は72±43日（13～228日）であった。この草津温泉療法によって131例中106例（81%）で皮膚症状が改善し，そのうちの77例（73%）では瘙痒も改善した。一方，皮膚症状が改善しなかった症例は25例（19%）で，

表5　かゆみの分類

かゆみの程度	掻く頻度	睡眠	日常生活
1	めったに掻かない	障害されない	限定されない
2	時々掻く	障害されない	限定されない
3	いつも掻く	障害されない	一部限定される
4	いつも掻く	障害される	一部限定される
5	いつも掻く	障害される	限定される

4. 草津温泉療法

表6 草津温泉療法前後の臨床検査値の変動

臨床検査	皮膚症状改善例 前	皮膚症状改善例 後	皮膚症状不変例 前	皮膚症状不変例 後
血清LDH	489 ± 199 (106例)	378 ± 126 *	524 ± 180 (25例)	578 ± 200
好酸球数	1,380 ± 1,370 (104例)	930 ± 770 *	1,230 ± 870 (24例)	1,530 ± 1,080
血清IgE	6,110 ± 5,770 (104例)	5,840 ± 5,660	8,270 ± 5,250 (24例)	7,310 ± 4,780

平均値±標準偏差値
正常範囲：血清LDH 50～400 IU/l, 好酸球数 40～500 μl, 血清IgE <250 U/ml
*有意な変化

　その中で瘙痒が改善した症例は1例だけであった。もちろん，悪化した症例は1例もいなかった。

　視診だけでは客観性に欠けるので，皮膚症状と相関することが報告されている血清LDHを温泉療法前後で比較した。表6に示したが，皮膚症状改善例では温泉療法後に血清LDHは有意に低下した。この成績は視診による判定を裏付けると考えられる。これに反して，皮膚症状不変例では血清LDHは温泉療法前後で変化しなかった。好酸球数も皮膚症状改善例では温泉療法後に有意に減少したが，皮膚症状不変例では温泉療法前後で有意な変動はみられなかった。血清IgEは皮膚症状改善例でも不変例でも温泉療法前後で変化は認められなかった。

　このような成績から，草津温泉療法は臨床的には一部の成人型アトピー性皮膚炎患者の皮膚症状改善には有効であると考えられた。そこで，その作用機序を明らかにするため研究を進めた。昔から，草津温泉に入湯すると切り傷やすり傷がすぐ治ることが知られている。また，浴湯の衛生検査でも，細菌が検出されないことから，草津温泉水には殺菌作用があると考えられている。そこで黄色ぶどう球菌に着目した。

❸草津温泉療法の作用機序

　黄色ぶどう球菌は成人型アトピー性皮膚炎の発症原因ではないが，皮

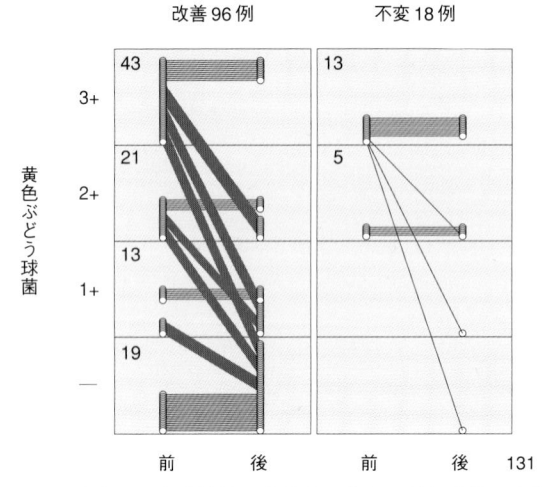

図16　草津温泉療法前後の皮膚表面黄色ぶどう球菌の変化
皮膚症状改善96例と不変18例の成績。フードスタンプ（TGSE寒天培地，日水社製）の蓋をとり，患者の左肘窩皮膚表面に軽く押しつけ，再び蓋をして37℃で48時間培養し，培地中央の4cm^{2}のコロニー数を算定した。結果は1cm^{2}当りのコロニー数が0個の場合（−），1〜10個の場合（＋），11〜100個の場合（2＋），101個以上の場合（3＋）と表記した。「43」の数字は温泉療法開始前は（3＋）で，皮膚症状が改善した症例数を示す。

膚症状悪化因子の一つである。著者らは成人型アトピー性皮膚炎患者の温泉療法中に皮膚表面の黄色ぶどう球菌の推移を簡単なスタンプ法で検討した。それらの検査成績の中から図16に温泉療法前後の皮膚表面黄色ぶどう球菌の変化を示した。その結果，皮膚症状が改善した症例では黄色ぶどう球菌が減少し，皮膚症状が不変であった症例では黄色ぶどう球菌は変化しない傾向が認められた。つまり，草津温泉水の殺菌作用が重要と推定された。

そこで生化学的手法を用い草津温泉水の殺菌作用の解明を試みた[19]。黄色ぶどう球菌株IID671と20例の本症患者から得た黄色ぶどう球菌を対象とした。本来，草津温泉水のpHは2.0である。この温泉水に水酸化ナトリウムを添加してpHを3.0にすると殺菌効果が増強する。一方，対照として用意した希釈した硫酸（pH2.0）は草津温泉水（pH2.0）より殺

菌作用が弱かった。このpH2.0の希釈した硫酸に水酸化ナトリウムを加えてpHを3.0に調整すると殺菌作用はほとんど消失した。これらの成績から，温泉水がただ酸性だけでは殺菌作用は十分ではないことが判明した。従来から指摘されている酸性温泉水の殺菌作用を単に酸性だけに求める考え方とは異なる重要な所見である。

続いて，陽イオン，陰イオン交換樹脂を用いて分析した[19]。まず，陽イオン交換樹脂を用いて草津温泉水から陽イオンを除去すると殺菌作用は消失した。次に，陰イオン交換樹脂を使って陰イオンを除去すると同様に殺菌作用は消失した。この実験結果は草津温泉水の殺菌作用の発現には，1あるいは複数の陽イオンと1あるいは複数の陰イオンの存在が必要であることを示している。そこで，陽イオンを除去した草津温泉水に1種類ずつ陽イオンを元の草津温泉水と同じ濃度になるように添加する実験と，陰イオンを除去した草津温泉水に1種類ずつ陰イオンを元の草津温泉水と同じ濃度になるように添加する実験を繰り返した。その結果，陽イオンではマンガンイオン（1.4 mg/kg温泉水）が，陰イオンではヨウ素イオン（0.3 mg/kg温泉水）が必要であることがわかった[19]。

これらの成績を基に，人工草津温泉水を作成し，その殺菌効果を検討した。希釈した硫酸（pH 2.0）にさまざまな濃度のマンガンイオンとヨウ素イオンを溶かし，水酸化ナトリウムを添加してpHを3.0に調整し，殺菌作用を調べた。表7に結果を示したが，殺菌作用は両イオンの存在下でのみ確認され，しかも，マンガンイオンの濃度は1.0 mg/kg温泉水以上，ヨウ素イオンの濃度は0.3 mg/kg温泉水以上が必要であった。不思議なことに，草津温泉水のマンガンイオン濃度は1.4 mg/kg温泉水，ヨウ素イオン濃度は0.3 mg/kg温泉水であった。それらのイオン濃度は殺菌作用発現にぎりぎりである。

❹自然の妙味

1回の42℃，10分の草津温泉浴後の皮膚表面pHを測定すると，健常対照者では4.9から4.5に低下した後，間もなく前値に復したが，成人型

表7 マンガンイオンとヨウ素イオンの共存による殺菌作用

マンガンイオン濃度 (mg/kg)	殺菌活性 ヨウ素イオン濃度（mg/kg）		
	0	0.3	1.0
0	なし	なし	なし
0.3	なし	なし	あり
1.0	なし	あり	あり
3.0	なし	あり	あり
10.0	なし	あり	あり

アトピー性皮膚炎患者では4.6から3.0に低下し，その後3時間以上も3.0〜4.0のままであった（図17）。その原因は恐らく皮膚のバリアが破壊されているので水素イオンが長時間そこに残留するためと考えられる。草津温泉水（pH2.0）に入湯すると，成人型アトピー性皮膚炎患者の皮膚表面のpHは3.0前後に低下し，一方，皮膚に接する部分の温泉水のpHは2.0から3.0に上昇すると考えられる。すでに，草津温泉水の殺菌効果はもともとのpH2.0よりも水酸化ナトリウムを添加してpHを3.0にした方が強いことを述べた。つまり，草津温泉水と接する皮膚表面上で

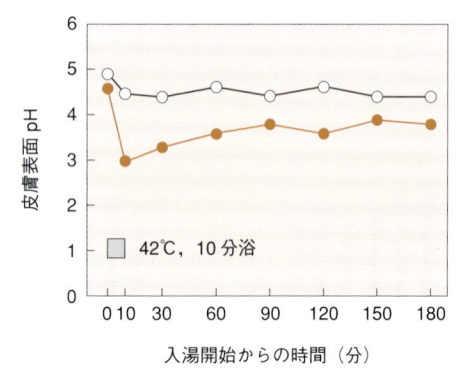

図17 42℃，10分の草津温泉浴の皮膚表面pHに及ぼす影響
9例の健常対照者（男性7例，女性2例，平均年齢25歳）（○）と9例の成人型アトピー性皮膚炎患者（男性7例，女性2例，平均年齢25歳）（●）の平均値を示す。

最も強い殺菌効果が推定される。自然の妙味である。
　42℃と32℃の草津温泉浴後の皮膚表面pHを成人型アトピー性皮膚炎患者と健常対照者で比較した成績からは，草津温泉療法においては，温泉水の温度の関与は否定的であり，過度の高温泉浴は不必要である。

❺高温泉浴と瘙痒
　高温泉浴には瘙痒を鎮める効果があることが知られている。そのため，成人型アトピー性皮膚炎の患者は高温の温泉に入りがちである。しかし，その効果は即効性であるが一過性である。著者らはすでに草津における時間湯入湯後に一過性に血漿中のβエンドルフィンが上昇することを報告した（詳しくは後述）。高温泉浴後の瘙痒鎮静作用にはこのβエンドルフィンの関与の可能性も考えられる。
　6例の成人型アトピー性皮膚炎患者（男性3例，女性3例，平均年齢28歳）と7例の健常対照者（男性4例，女性3例，平均年齢26歳）を対象として，42℃，10分の草津温泉浴後の血漿ヒスタミン濃度を比較した。図18に結果を示したが，健常対照者では，温泉浴後の血漿ヒスタミン濃度の上昇はわずかであったが，成人型アトピー性皮膚炎患者では，温泉浴後15分，60分と増加し，180分で最高値に達し，360分で前値に戻った。したがって，瘙痒が顕著な成人型アトピー性皮膚炎患者では，体温の上昇を伴わない温度（不感温度）での入湯が好ましいと考えられる。

❻スキンケア
　草津温泉療法の成人型アトピー性皮膚炎に対する有効性を記載し，その作用機序として黄色ぶどう球菌に対する殺菌作用を指摘した。このような成績から，草津温泉療法はスキンケアの一法と考えるのが合理的である。しかし，少数例では温泉浴開始前の検査で黄色ぶどう球菌が陰性であった。そのような症例でも皮膚症状の改善が認められたので，草津温泉療法の作用機序は黄色ぶどう球菌に対する殺菌作用だけではなく，その他の作用も推測され，今後，さらに検討が必要である。

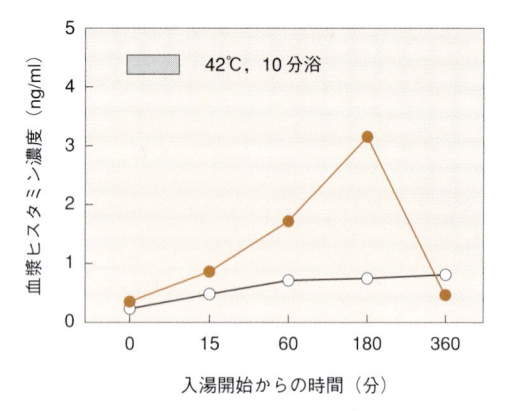

図18　42℃，10分の草津温泉浴の血漿ヒスタミン濃度に及ぼす影響

7例の健常対照者（男性4例，女性3例，平均年齢26歳）（○）と6例の成人型アトピー性皮膚炎患者（男性3例，女性3例，平均年齢28歳）（●）の平均値を示す。

　著者らは草津温泉療法によって皮膚症状が改善した患者に対して，自宅でのスキンケアの継続を推奨している。その方法は普通の水道水を使用した1日2～3回の入浴である。もちろん，入浴時には石鹸の使用を勧めている。出浴後は30分以内にワセリンなどで保湿を十分に行うことが大切である。この方法を繰り返すことで，支障のない日常生活を送っている患者も少なくない。また，成人型アトピー性皮膚炎の患者には治療に関係なく完治する症例も認められることも確かである。

　最後に，これまでの皮膚疾患に対する温泉療法は高温酸性硫黄泉を用いて炎症を一時的に増悪させ（いわゆる毒を出すということ），患部の自然回復を待つという方法だった。しかし，著者らの報告した草津温泉療法は従来の方法とは基本的に異なり，黄色ぶどう球菌に対する殺菌作用を持つ草津温泉水を用いたスキンケアの一法である。したがって，必ずしも高温泉浴は必要ではない。成人型アトピー性皮膚炎の患者の中には，盲目的に時間湯に効能を求める向きもあるが，非科学的な療養法であることを強調しておきたい。

3 乾　癬

　乾癬は慢性に経過し，寛解・増悪を繰り返す難治性の皮膚疾患である。これまで外用，内服，光線療法などが試みられてきたが，本症を治癒に導く治療法は確立されていない。温泉療法も古くから乾癬の治療に用いられてきた。草津でも成人型アトピー性皮膚炎患者ほど多くはないが，温泉療法を希望する乾癬患者も少なくない。

　草津分院では，1990年3月から1999年9月までの11年7か月間に，24例の乾癬患者に温泉療法を行った[25]。これらの24例のうち男性は16例，女性は8例で，年齢分布は20〜87歳，平均年齢は54±18歳であった。全例草津分院受診前に他医で診断され，ステロイド外用剤など複数の治療を受けていたが，治癒することなく，寛解・増悪を繰り返していた患者である。著者らも改めて診断を確認したが，全例典型的な症例であった。

　草津分院で行っていた温泉療法は温泉入湯法と活性型ビタミンD3塗布を組み合わせた治療法である。温泉浴は40〜42℃，10分，座位浴，1日1〜2回を原則とした。出湯後はタオルで水分をすばやく吸収させ，30分以内に活性型ビタミンD3（タカルシトール，商品名ボンアルファ）を患部に塗布させた。皮膚症状は視診で判定した。

　24例の臨床成績は以下の通りである。結果として，平均入院日数は37±19日（10〜85日）であった。草津温泉療法によって皮膚症状は24例中20例（男性15例，女性5例）（83％）で改善したが，残りの4例（男性1例，女性3例）では不変であった。悪化した症例は1例もなく，湯ただれや湯あたりなどの温泉浴による副作用はみられなかった。しかしながら，この作用機序は解明できていない。

4　死海療法との比較

　イスラエル政府観光局の依頼を受けて，日本人乾癬，成人型アトピー性皮膚炎患者に対する死海療法の効果を検討する目的で，1999年夏，著者は死海のDead Sea Morクリニック皮膚科・リウマチ科を訪問し，M Harari医師と共同研究を行った。この研究に協力した日本人は8人であった。乾癬の63歳の日本人男性患者は約4週間の死海療法を受け，皮膚症状は著明に改善して帰国した。その後，良い状態が続いたが，しだいに悪化し，約1年後には残念ながら再燃した。彼らの多数例の検討でも，この死海療法の乾癬に対する寛解期間は約6か月くらいである。
　死海療法は乾癬ほどではないが，成人型アトピー性皮膚炎にも有効である。この研究には7例の日本人患者（男性1例，女性6例，平均年齢28歳）が参加した。約1か月の治療で皮膚症状は全例改善したが，帰国後，良い状態は継続しなかった。
　死海療法は日光浴と海水浴の組み合わせであるが，日光浴が主体である。死海地域は海抜下400 mにあることや，海上に広がる大量の水蒸気の影響で太陽光線が濾過され，紫外線が減少する。特に，有害である短波長の紫外線Bが少なく，長波長の紫外線Aが多いことも明らかにされている。地球上で最も気圧が高く，酸素濃度も海抜0 m地域に比べ約5％も高い点も特徴的である。死海水の溶存物質総量は345 g/lで，通常の海水に比べ約10倍の塩分を含んでいる。特にマグネシウムと臭素の濃度が高い点が特徴的である。それらの含有成分の皮膚に対する作用はいろいろな角度から研究されつつある。そのような特殊な日光浴，海水浴に加えて，死海地域の独特の自然環境が重要な役割を果たしている可能性も否定できない。

5　時間湯

❶時間湯とは

　時間湯とは草津温泉に伝わる伝統的な高温泉浴である[26]。この高温泉浴は江戸時代の終わり頃から始まり，明治時代の初期に今のような入湯法が確立したようである。47℃の高温の草津温泉に，1回3分，1日4回，時刻（7,11,15,19時）を決めて集団入湯する。湯長（何の資格も要らない）という人の指示で，まず，板で湯を揉み，頭部に湯を掛け，一斉に入湯するわけである（図19，20，21）。

　森村方子氏の「聞き書き草津温泉の民族」によれば，昔の入湯風景は以下のようである。入湯者が頭に湯を掛け終わると，湯長が「オーイ，支度はいかがー」と号令をかける。すると入湯者が「オーイ」といって，支度ができたことを報せる。すると，湯長が「よろしければ下がりましょう」といって，これを合図に30～40人が入湯する。1分後に「オーカ

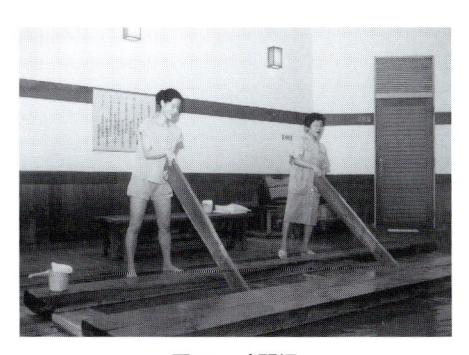

図19　時間湯
入湯前に板で湯を揉む（飯島裕一氏撮影）

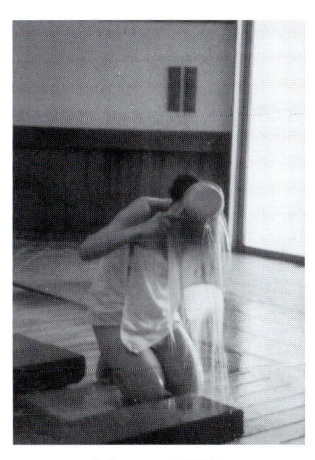

図20　時間湯
入湯前に頭部に湯を掛ける
（飯島裕一氏撮影）

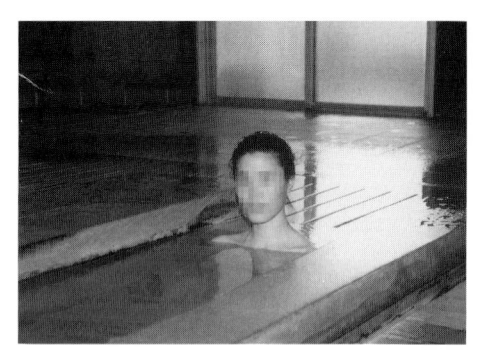

図21　時間湯
湯面を木材で区切った浴槽に座位で入湯する。
（飯島裕一氏撮影）

イセイの2分」といって，あと2分であることを報せる。さらに，1分後に「オーかえって1分」といい，その後「オー，今，ちくりのごしんぼー」といって励ます。入湯者は熱くてたまらないので，「オー」と叫んで気合を入れる。そして3分経過すると，湯長が「オーよろしければ上がりましょう」といって，皆，一斉に出湯する。

　もともとは医療の未発達の時代に，梅毒などの皮膚病の治療に使われ，しだいにあらゆる病の患者も最後の望みを託したようである。湯長は医師ではないが，経験だけを頼りに入湯者の相談に応じ，入湯温度や回数などをアドバイスしたのである。草津温泉の源泉の温度は90℃以上であるので，実際には50℃以上の湯にも入湯したとも推定される。入る順に1番湯，2番湯，3番湯と呼ばれ，少しずつ湯温が下がるので，身体の強い者は1番湯に，身体の弱っている者は，2番湯，3番湯に入るという工夫がみられた。

　余談であるが，司馬遼太郎氏の小説「北斗の人」は幕末の剣豪千葉周作の物語である[27]。その中に，周作が草津で高温の湯に入る場面がある。他の入湯者が見守る中，彼は2番目に入り，指一本動かせない熱湯の中で，悠々と手拭いを使い始めた。この芸は湯頭を感動させたとある。さすがに北辰一刀流の達人，剣の真髄を極めた名人の成せる技だろうか！

❷入湯法

　時間湯に入湯する前に湯揉みを行う。湯揉みとは図19に示したように，板で湯をかき混ぜることである。古人は水を加えて湯の温度を下げると，湯の効能が減じると信じたからである。しかし，この湯揉みの作業はなかなか科学的である。第一は湯の温度を入湯可能な温度まで下げることである。第二は高温泉浴前の準備体操である。第三は有毒ガスを放散させるためである。草津温泉には有毒な硫化水素が含まれているので，言い伝えられた古人の知恵である。このようにして，身体が温まり，湯の温度が'適温'になり入浴の準備が整うと，いよいよ入湯になる。

　湯船の前にひざまずき，手桶で湯船から温泉水を汲み上げ，タオルを掛けた頭頂部から後頭部に掛ける（図20）。20〜30杯掛けるのである。このように頭部に湯を掛けてから入湯するとのぼせない。

　この意味を謎解くため，8例の平均年齢31歳の健常男性を対象として，頭部に温泉水を掛ける動作前後の血漿ストレスホルモンを測定した[28]。ストレスホルモンとしては，血漿CRH（corticotropin-releasing hormone），ACTH（adrenocorticotropic hormone），コルチゾールおよびβエンドルフィンを選んだ。成績はいずれのストレスホルモ

のぼせ　　　　　　　　　　　　　　　　　　　　　Side Memo

　入湯中あるいは出湯直後に，顔がほてり，頭がボーッとする状態である。悪心，動悸などが起こり，気分が不快になる場合もある。湯気にあたるなどともいわれ，その理由は入湯によって温められた血液が，急速に脳循環に入るからである。のぼせたら，頭部を濡れタオルなどで冷やし，温かい部屋でしばらく静かに寝ていれば改善する。予防策としては，入湯前に頭部に湯を掛けるか，予め冷たいタオルなどを頭部に載せることなどが効果的である。前者は草津温泉の独特な入湯法である時間湯の入り方である。

ンも変化しなかった（表8）。後述するが，時間湯入湯によって，血漿βエンドルフィンは一過性に上昇する。βエンドルフィンと急性ストレスホルモンであるACTHは下垂体内で共通の前駆物質であるpro-opinomelanocortinから産生されるので，ACTHの一過性の上昇が推定され，それに伴い当然CRHの上昇も予想された。また，視床下部－下垂体－副腎皮質系は副腎髄質・交感神経とともに急性ストレス反応機構であることから，検討した液性因子の増加を予測したが，そのようなストレスホルモンの反応は認められなかった。

　視床下部には体温調整の統合中枢があるばかりでなく内部温度受容器もある。そのような内部温度受容器は中脳，延髄および脊髄にもあるこ

表8　頭部に湯を掛ける動作前後の各種ホルモンの血漿濃度

	前	後	正常範囲
CRH	11.3 ± 1.6	10.8 ± 2.0	3.2-14.7 pg/ml
ACTH	43 ± 12	38 ± 13	9-52 pg/ml
Cortisol	12.3 ± 4.9	11.2 ± 3.5	4.0-18.3 μg/dl
β-endorphin	9 ± 2	9 ± 1	<10 pg/ml

平均値±標準偏差値

とが証明されていて，これらの内部温度受容器は温熱刺激を検知し，全身の熱の産生や放散を調節している。頭部に湯を掛ける動作はこのような内部温度受容器を直接刺激する可能性も考えられたが，本研究では検討できなかった。したがって，まだまだ十分な検討ではないが，高温泉浴前に頭部に湯を掛ける動作の医学的意義は，温熱で脳幹部を直接刺激してストレスホルモンを放出させるのではなく，頭部の血管を拡張させ，その後の入湯で温められる血液の脳循環への急速な流入を調節するためと考えられる。古人が高温泉浴によって起こるのぼせに対して，頭部に湯を掛ける動作が有効であることを体得し，その一種の成果が時代を超えて伝承されてきたと思われる。古人の知恵に敬意を表したい。

　頭部に湯を掛け，身体にも掛け湯をしてから，湯面を波立てないよう

に，すっと入湯する。現在の湯船は檜の木材で湯面だけ人一人入れる程度の細長いスペースに区切られている。入湯動作で熱い湯面が波立つと，すでに入湯している人に迷惑だからである（図21）。

❸深部体温，血圧，心拍数およびヘマトクリット

時間湯入湯による深部体温（舌下温度）の変化を図22に示した[7]。7例の26～36歳の健常男性を対象として時間湯入湯前後の舌下温度を測定した。入湯から5分後が最高値で約2℃上昇した。その後，徐々に低下し，60分後にはほぼ前値に戻った。対照とした42℃，10分浴では舌下温度の上昇は約1℃，37℃，10分浴ではその上昇はわずかであった。

血圧の変動は劇的であった（図23）。開始前の収縮期血圧の平均値は120 mmHgであったが，前記したように入湯前に頭部に湯を掛け終わった時点で137 mmHgとなり，入湯前にすでに17 mmHg上昇した。入湯直後はさらに17 mmHg急上昇し，1分後にやや低下し，出湯直後急激に37 mmHg低下して110 mmHgとなり，その後徐々に元の値に戻った。拡張期血圧も収縮期血圧と同様の変化を示した。開始前の拡張期血圧は70 mmHgであったが，頭部に湯を掛け終わった時点で84 mmHgに上昇した。入湯直後はさらに5 mmHg上昇し，出湯直後急激に20 mmHg低下して63 mmHgとなり，その後徐々に元のレベルに回復した。

掛け湯   Side Memo

入湯前の掛け湯は予め湯に身体を慣らし，熱い湯の刺激を少なくする意味がある。同時に，入浴前のマナーとしても，大切な習慣である。湯に入る前は，まず，手や足などを洗い，心臓から遠い部分から徐々に湯を掛け，汚れている部分も洗い流し，それからゆっくり入湯したいものである。

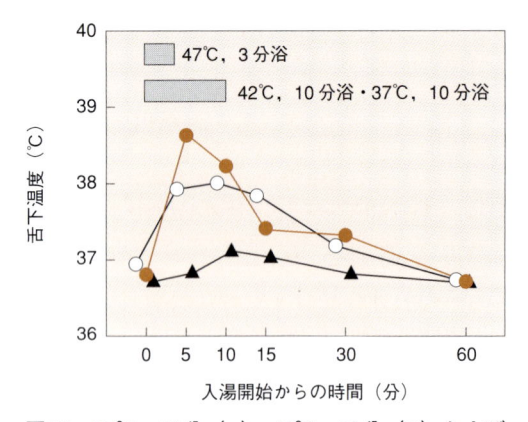

図22　37℃，10分（▲），42℃，10分（○）および47℃，3分（●）の草津温泉浴の舌下温度に及ぼす影響

7例の健常男性（年齢26〜36歳）の平均値を示す。

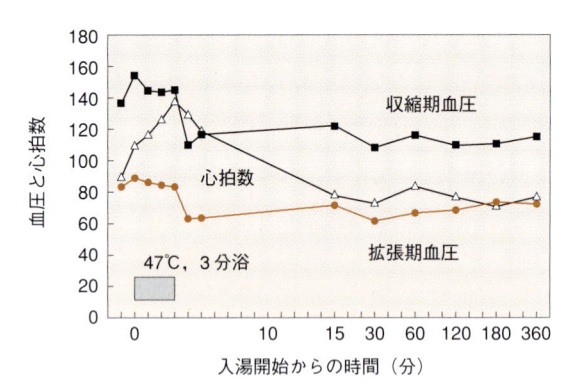

図23　47℃，3分の草津温泉浴（時間湯）の収縮期血圧（■），拡張期血圧（●）および心拍数（△）に及ぼす影響

9例の健常男性（平均年齢30歳，正常血圧，非喫煙）の平均値を示す。血圧の単位はmmHgで，心拍数は1分間の数である。この成績は図7，8と同時実験である。

心拍数の変化はまさに高温泉浴前の緊張感を表していた。開始前の心拍数は73/分であったが，頭部に湯を掛け終わった後は90/分になった。入湯直後は110/分に増加し，その後さらに増加し続けて3分後に最高値の132/分に達し，以後，徐々に低下した。

ヘマトクリットの変化は予想に反する結果であった（図11）。37℃，10分浴と42℃，10分浴の成績は前記したが，47℃，3分浴の影響は軽度であった。入湯前のヘマトクリットは47％，入湯後は48％であった。時間湯は47℃と高温泉浴ではあるが，入湯時間が短く，42℃，10分浴に比べて発汗量が少ないことも原因の一つと考えられる。

❹血小板と凝固・線溶系

血栓性疾患発症の機序として硬化した動脈内のプラークの重要性が指摘されている。プラークの破裂が重篤な血栓性疾患の発症を誘発すると考えられている。その危険性を左右する要因はプラーク自体の成分とプラークに外部から作用する因子である。コラーゲンに富む硬化性組織の成分が多いほど破裂しにくく，脂質に富む柔らかい粥腫ほど破裂しやすい。一方，プラークの破裂を引き起こす外部からの作用因子としては，精神・身体ストレスに加えて，血圧，脈圧，血流量（せん断応力），心拍数，動脈トーヌスなどの変化が推定されている。破裂したプラークの大半は小さな壁在性血栓によって修復されるが，この時血小板が活性化されていたり，凝固活性が亢進していたり，あるいは線溶活性が低下していたりすると大きな血栓形成のきっかけになる。

そこで，高温泉浴の血小板と凝固・線溶系に及ぼす影響を詳しく検討した。血栓形成の第1段階には血小板，第2段階には凝固系，そして第3段階には線溶系が関与する。

血小板は正常状態ではラグビーボールのような形をしていて，血管の周辺部を流れている。図24aは正常血小板の透過電子顕微鏡写真である。この血小板に何らかの刺激が加わると，多数の突起（偽足）が出て，細胞周囲がでこぼこ（褶曲）になる（図24b）。すると，血管内皮の損傷

部位に付着し,お互いに凝集する。凝集した血小板は赤血球や白血球を巻き込み大きな血栓へと成長する。続いて,凝固系の出番である（図25）。凝固系の働きはフィブリノーゲンがフィブリンに変わり,そのフィブリンが網のように血栓を包み込み,より強固な血栓塊を作ることである。活性化された血小板からは,細胞内のα顆粒に貯蔵されているフィブリノーゲン,ヴォン・ヴィレブランド因子,βトロンボグロブリン（β-TG），血小板第4因子（PF-4），セロトニンなどの活性物質が放出される。これらの活性物質はさらに血栓の形成を促進する。この血栓形成に対して,線溶系は逆に血栓を溶解する働きをする。血管内皮細胞は組織プラスミノーゲン活性化因子（tPA）を産生・放出し,線溶系の主体であるプラスミノーゲンからプラスミンの産生を促進する（図25）。このプラスミンが血栓を溶解するのである。ところが,同時に,血管内皮細胞はtPAと拮抗するプラスミノーゲン活性化因子抑制物質Ⅰ（PAI-Ⅰ）も産生・放出して,tPAの作用を抑制し,血栓を溶かしにくくする。このように血管内では,血小板と凝固・線溶系がお互いに作用して,微小血栓の形成と溶解が繰り返されている。

健常男性を対象として,時間湯の血小板と凝固・線溶系に及ぼす影響を検討した。まず,血小板は47℃,3分浴によって明らかに活性化され

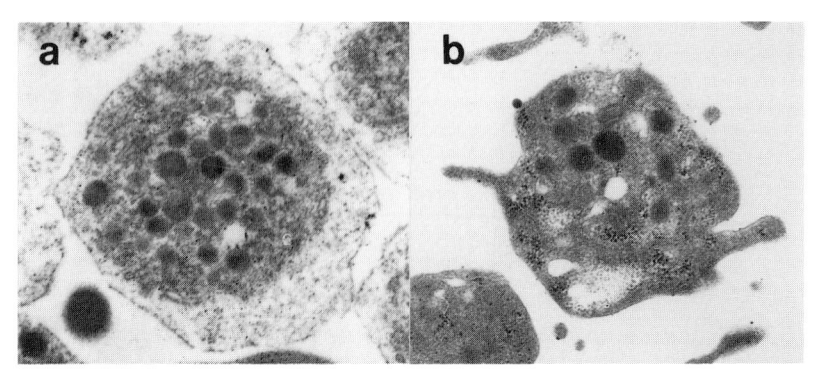

a.時間湯（47℃,3分）入湯前　　　　b.入湯後
図24　血小板の透過電子顕微鏡像

4．草津温泉療法

```
凝固
  フィブリノーゲン → フィブリン → 血栓形成

  プラスミノーゲン → プラスミン → 血栓溶解
                ↑
        プラスミノーゲン活性化因子
      ← 抑制物質Ⅰ（PAI-Ⅰ）

        組織プラスミノーゲン
        活性化因子（tPA）
線溶
```

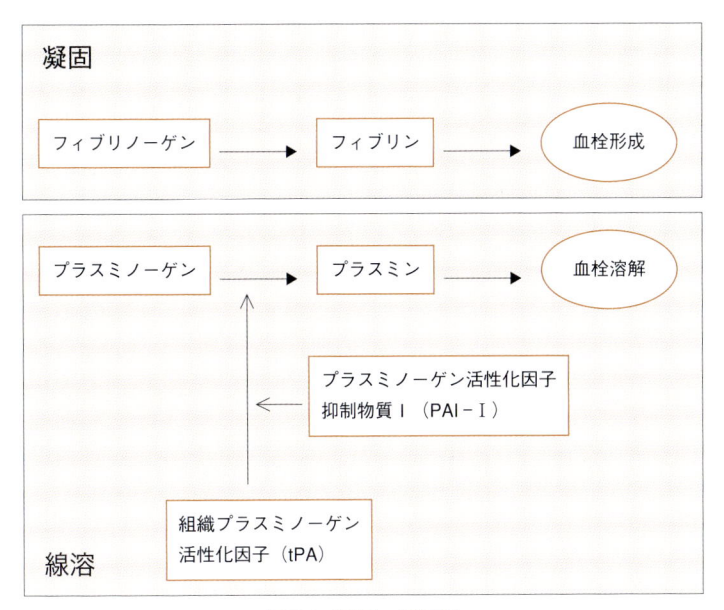

図25　凝固・線溶系

た[29]。入湯前の正常血小板（図24a）に比べて入湯後の活性化された血小板（図24b）では，偽足，褶曲という血小板表面の変化がみられる。血小板周辺部にある微細小管と微細線維が収縮して，細胞内小器官が中心部に集まる中心化という現象が起こる。その上，細胞内のα顆粒は活性物質を放出して減少し，細胞内には空胞が出現する（脱顆粒）。このような血小板の活性化は42℃，10分浴では顕著ではない。さらに，α顆粒から放出されるβ-TGとPF-4の血漿濃度を測定してみると，47℃，3分浴では血小板の形態変化と対応してβ-TGの有意の一過性増加が認められた[30]。PF-4もそのような傾向がみられたが，有意な変化ではなかった（図26）。42℃，10分浴ではβ-TG，PF-4の増加はみられなかった（図26）。

　凝固系に関しても検討を重ねたが，47℃，3分浴でも42℃，10分浴でも凝固活性に変化はみられなかった[31,32]。フィブリノーゲンからフィブ

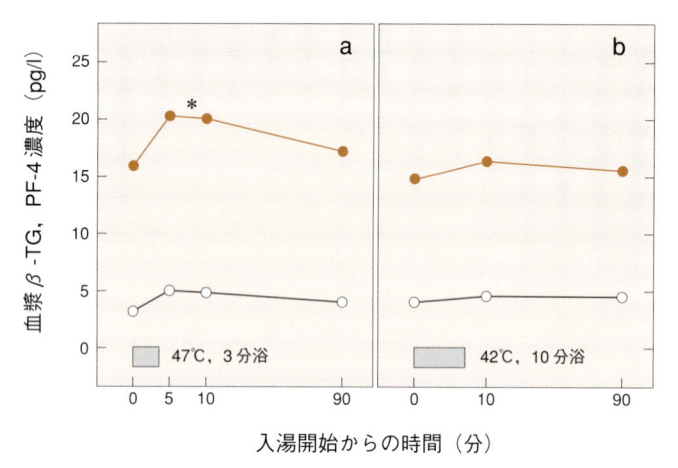

図26 47℃，3分（a）と42℃，10分（b）の草津温泉浴の血漿β トロンボグロブリン（β-TG）（●）と血小板第4因子（PF-4）（○）濃度に及ぼす影響
5例の健常男性（平均年齢22〜36歳）の平均値を示す。＊は有意な変化を示す。

リン産生の過程はプロトロンビンから産生されるトロンビンによって促進される。この反応の結果生じるトロンビン・アンチトロンビンⅢ複合体（TAT）は凝固活性の良い指標であるが，その増加は認められなかった。

　線溶活性には顕著な変化が確認された[33]。図27に血漿tPAとPAI-Ⅰの変化を示す。血漿tPAは37℃，10分浴と42℃，10分浴で出湯直後にやや増加傾向がみられたが，有意な変化ではなかった。47℃，3分浴ではほとんど変化しなかった。これに反して，血漿PAI-Ⅰは47℃，3分浴後に高値を示した。

　ヒト臍帯静脈内皮細胞を in vitro で培養し，加熱し，培養液中のtPA，PAI-Ⅰを測定した。PAI-Ⅰは加熱した温度と時間に比例して増加したが，tPAは培養液中に検出できなかった[33]。このような実験から，高温泉浴後のPAI-Ⅰの増加は血管内皮細胞に対する温熱の直接作用によると考えられた。

4. 草津温泉療法

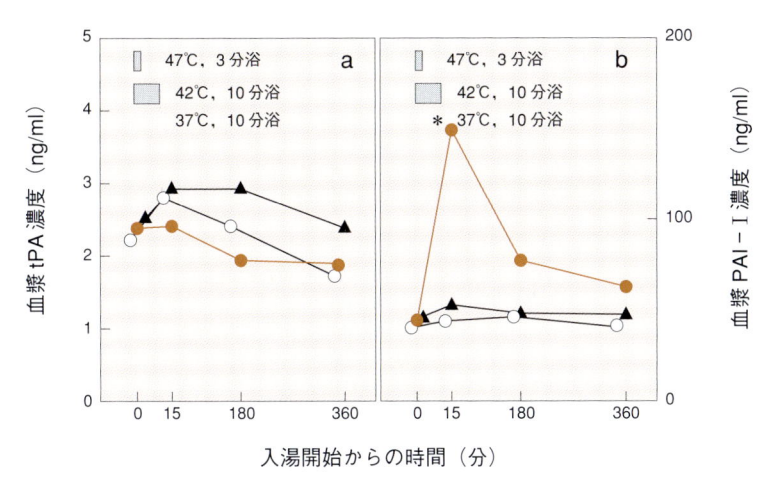

図27 37℃, 10分（▲）, 42℃, 10分（○）および47℃, 3分（●）の草津温泉浴の血漿組織プラスミノーゲン活性化因子 (tPA) (a) とプラスミノーゲン活性化因子抑制物質Ⅰ (PAI-Ⅰ) (b) 濃度に及ぼす影響
5例の健常男性（平均年齢23〜36歳）の平均値を示す。＊は有意な変化を示す。

　これらの成績をまとめると，時間湯のような高温泉浴によって，深部体温が急速に上昇すると，血小板が活性化され，同時に線溶活性が低下して，血栓形成状態になる。高温泉浴は危険である。

❺ βエンドルフィン

　全例ではないが，時間湯入湯後に快適な気分になり，入浴を繰り返し，止められなくなる例がある。この原因は血漿中のβエンドルフィンの一過性上昇による。7例の26〜36歳の健常男性を対象とした実験成績を図28に示す[7]。47℃，3分浴の時間湯入湯開始から5分後に血漿βエンドルフィンは有意に増加した。一方，42℃，10分浴ではそのような変化は認められなかった。このβエンドルフィンの一過性の増加は温熱による作用と推定され，サウナ浴後や，温熱療法中の癌患者でもみられるとの報告がある。

　著者らは時間湯に依存性を示した21歳の女性アトピー性皮膚炎患者

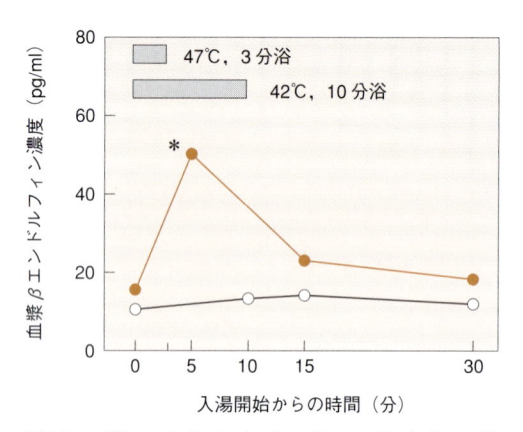

図28 42℃，10分（○）と47℃，3分（●）の草津温泉浴の血漿βエンドルフィン濃度に及ぼす影響
7例の健常男性（平均年齢26〜36歳）の平均値を示す。＊は有意な変化を示す。

を経験した[34]。彼女は小児期にアトピー性皮膚炎と診断され，ステロイド軟膏治療を含むさまざまな治療を受けたが，皮膚症状は改善しなかった。1日4回の時間湯入湯を約1か月間継続し，全身衰弱，眩暈，動悸を訴えて，草津分院を受診した。全身皮膚の発赤と落屑が顕著で，血清LDHとIgEが高値であったが，他に特別な異常所見はなかった。入院後，彼女は時間湯継続を強く望んだが，十分話し合って，入湯回数を徐々に減らし，約2週間後には中止した。その結果，全身状態は改善したが，皮膚症状は不変であった。第8病日の血漿βエンドルフィンは17 pg/ml（正常値<10 pg/ml）であった。草津分院内で45℃，3分の温泉浴を行い，出湯3分後の血漿βエンドルフィンを測定した。30 pg/mlであった。

　成人型アトピー性皮膚炎の草津温泉療法についてはすでに記載したが，高温泉浴は無用である。彼女が時間湯にこだわった訳は，恐らく，時間湯入湯後に瘙痒感が軽快したことと，それまでいろいろな治療を受けたにもかかわらず皮膚症状が改善しなかったので，時間湯に大きな期待を寄せていたためと考えられた。

❻免疫能

　時間湯のような高温泉浴，つまり，身体に高温ストレスを連続して与えると免疫能はどうなるか調べてみた[35]。対象者は平均年齢50歳の5例の健常男性と2例の健常女性である。47℃，3分の時間湯を1日3回（6, 15, 18時），連続3週間繰り返し，1, 2, 3および5週間後に，白血球数，白血球分画およびリンパ球サブセットを測定した。この実験期間中，飲酒と喫煙を禁止した。

　成績は図29，30に示した。ヘモグロビン濃度と血小板数には変化はみられなかった。実験開始から5週間後，すなわち時間湯連浴終了から2週間後の白血球数，リンパ球数およびCD3陽性細胞比率は減少傾向を示したが，有意な変化ではなかった。一方，単球は有意に増加し，好酸

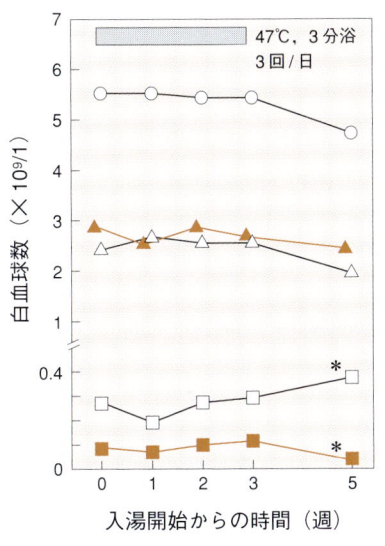

図29 時間湯連浴（3回/日，連続3週間）の白血球数（○），リンパ球数（△），好中球数（▲），単球数（□）および好酸球数（■）に及ぼす影響

5例の健常男性と2例の健常女性（平均年齢50歳）の平均値を示す。＊は有意な変化を示す。

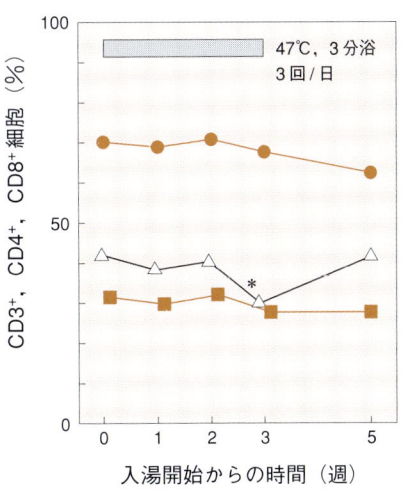

図30 時間湯連浴（3回/日，連続3週間）のCD3陽性細胞（●），CD4陽性細胞（△）およびCD8陽性細胞（■）に及ぼす影響

5例の健常男性と2例の健常女性（平均年齢50歳）の平均値を示す。＊は有意な変化を示す。

球は有意に減少した。CD8陽性細胞比率は変化しなかったが，CD4陽性細胞比率は時間湯連浴終了時点で有意に減少した。

全国温泉番付 Side Memo

有名な温泉番付に，文化14（1817）年に発行された「諸國温泉功能鑑」がある。東の大関は上州草津の湯，西の大関は摂州有馬の湯である。関脇は東が野州那須の湯で，西は但州木の崎の湯（城之崎温泉），小結は東が信州諏訪の湯，西が予州どふごの湯（道後温泉）である。東の前頭筆頭から7枚目までは，順に，豆州湯河原の湯，相州足の湯（芦ノ湯温泉），陸奥嶽の湯（岳温泉），上州伊香保の湯，仙台成子の湯（鳴子温泉），最上高湯の泉，秋田河内原の湯で，西の前頭筆頭から7枚目までは，順に，加州山中の湯，肥後阿蘇の湯，豊後浜脇の湯，肥前温泉の湯（雲仙温泉），薩摩霧島の湯，豊後別府の湯，肥後山家の湯（山鹿温泉）。日本三大温泉の一つ下呂温泉（濃州下良の湯）は西の前頭8枚目である。行司は紀伊熊野本宮之湯（湯の峰温泉），伊豆熱海之湯，津軽大鰐之湯，差添は上州さわたりの湯（沢渡温泉），勧進元は紀伊熊野新宮之湯である[22]。

5 海外の温泉事情

　1992年秋に文部省の長期在外研究員として，スイスのバーゼル大学に出張した際，休日を利用して，ドイツのバーデンバーデンとバートナウハイム（フランクフルト近郊の小さな温泉町）を訪問した．著者にはこの時の経験しかないので，海外の温泉事情についての記載は，信濃毎日新聞社編集委員の飯島裕一氏にご指導をいただいた．彼は欧州各地の温泉地を何度も訪れ，その体験記を信濃毎日新聞などに発表している[36]．

　フランス，イタリアおよびドイツの三国は日本と異なり温泉療法に医療保険が適用されている．その方法も入浴中心の日本の温泉療法と違って，泥（ファンゴ）塗布，蒸気吸入，サウナ，ジェット水流や気泡浴によるマッサージ，水中運動などの水治療法である．適応疾患はリウマチ，呼吸器・循環器疾患，皮膚疾患などで，温泉の効果を科学的に実証し，医療に積極的に活用している現状がうかがえる．

1　エクスレバン（フランス）

　エクスレバンはスイスとの国境に近い湖畔の保養地で，リウマチ専門の国立温泉病院と治療施設，耳鼻科・呼吸器科専門の民間温泉治療施設がある．フランスでは1年間に連続して3週間までの温泉治療が医療保険で認められている．医療保険で認められる範囲は治療費と交通費で，宿泊費は自己負担である．患者は近くのホテルやアパートに宿泊して通院するのが一般的であるが，重症患者は入院も可能である．温泉療法を希望する人は，まず，かかりつけの医師（家庭医）に相談し，必要な手続きと温泉地を選んでもらう．それから，患者は自分で温泉治療施設に連絡し，治療を受ける仕組みである．治療法は上記した水治療法の組み

合わせで，リウマチ患者では，痛みの軽減，ADLの改善，薬剤量の減少などの効果が報告されている。慢性疾患を対象としているため，高齢者の利用が多いが，年間の利用者数は人口の約1％に当たり，医療経済面からの有用性も指摘されている。フランスでの温泉利用は医療に限られていて，日本のようにレジャーなどには使われていない。

2　アバノテルメ（イタリア）

　イタリア有数の温泉保養地アバノテルメはベネチアから車で約1時間の処にある。欧州の温泉保養地は公共の温泉治療施設を核に民間のホテルなどが存在する形が多いが，ここは74軒のホテルを中心に民間主導型で発展している。イタリアでも1年間に2週間の温泉療法が医療保険で認められている。ただし，宿泊費は認められない点はフランスと同じである。温泉は医療のためとの基本姿勢はフランスと同様であるが，滞在者のために，近郊の観光地へのバスツアーを組み入れ，ウォーキング，サイクリング，ゴルフなどのスポーツ施設やショッピング街などを整備し，楽しめる温泉保養地作りを目指している。アバノテルメの温泉療法の主体はファンゴ（火山灰）を用いた泥パックである。リウマチなどの関節痛に対する効能や美容効果が指摘されている。その医学的効果については，含有成分である塩分，臭素，ヨードに加えて藻類が作り出す有機物質の抗炎症作用が推定されている。

3　バーデンバーデン（ドイツ）

　バーデンバーデンは世界で最も有名な高級温泉保養地である。温泉治療施設の他に，カジノ，劇場，コンサートホール，美術館，競馬場などが整備されている。代表的なカラカラ浴場は水着をつけて利用する温泉

5．海外の温泉事情

施設であるが，娯楽的な要素が強い（図31）。これに対して，フリードリッヒ浴場は裸で利用する施設で，さまざまな水治療を体験できる。ドイツには150以上の温泉保養地があり，温泉水による水治療だけでなく，温泉地としての自然環境の中で総合的な保養，休養の場を提供している。

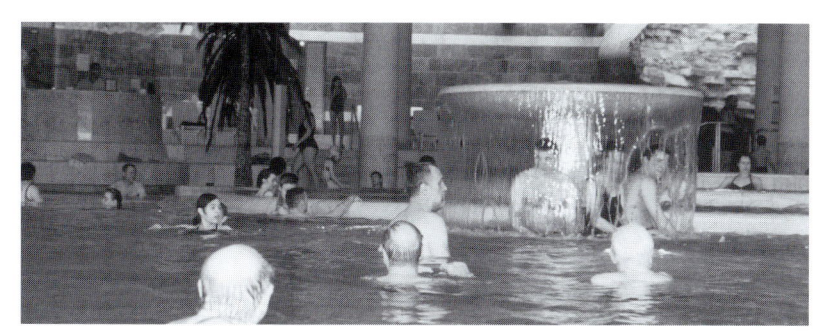

図31　カラカラテルメ（飯島裕一氏撮影）

その他の国の温泉事情　　Side Memo

　チェコには世界的に有名な温泉保養地カルロビバリがある。ハンガリーにもたくさんの温泉があるが，ヘーヴィーズは湖全体が温泉である「温泉湖」で有名である。ハンガリーはヨーロッパ諸国の中では珍しく温泉入浴を楽しむ習慣もある。オーストリアのバードガスタインではラドンガスを利用した温泉洞窟療法が行われている。高温，高湿度の一種のサウナ浴である。ポーランドでは水着をつけて温泉入浴を楽しむ習慣はなく，温泉は医学的利用に限られている。アイスランドには有名な温泉湖「ブルーラグーン」がある。地熱発電に利用した後の温泉水を集めた広大な人工温泉湖で，二酸化ケイ素による青乳色をしている。他の欧州諸国と同様水着をつけての入浴である。

6 現代の温泉療法

1 現代版湯治

❶休養，保養および療養

　温泉の効用は休養，保養および療養と考えたい[36]。休養は日常生活による心身の疲労を解消することが目的である。日帰りや1〜2泊程度の温泉利用である。この場合の温泉は往復の旅程で疲れないように，交通の便がよくて，近い所が好適である。

　保養は1〜3週間くらい温泉地に滞在して，ゆっくりと疲労を回復し，心身の調子を整えることである。まさに総合的生体調整作用である。日本古来の湯治は一巡り7日間が多かった。7日間にどういう意味があるか科学的には不明であるが，経験的に，一巡り，二巡り，三巡りというように行われていた。しかし，三巡り，四巡りを過ぎると温泉の効果がなくなる「慣れ」という現象が起こり，湯治を終了したようである。この現象は経験的には身体に対する温泉の刺激がなくなるからと考えられている。科学的には，2〜3週間も温泉地に滞在してある程度規則正しい生活を行うと，日常生活で乱れた生体リズムが本来のリズムに整えられ，心身ともにリフレッシュされるからと推測される。したがって，それ以上の湯治は不要になるからではないだろうか。元々，ヒトは日の出とともに起き，日中は身体を動かし，日の入りとともに休むというパターンが，生体リズムと合致している。保養とはそのようなものと考えたい。

❷温泉地での過ごし方

　温泉地では生体リズムを整えるためにできるだけ規則正しく過ごす。

過食を避け，ゆったりした時間を楽しみながらも，積極的に運動を取り入れる。森林の中の散歩などはたいへん効果的である。また，施設が整っていれば，運動浴なども有効である。さて，温泉の入り方であるが，初めは1日1〜2回，慣れてきたら2〜3回くらいが適当と考えられる。特に，科学的な根拠があるわけではない。温泉療養を始めて2,3日経つと，湯あたりという現象が起こる場合がある。湯あたり自体は危険な状態ではなく，しばらく入湯を休めば問題はない。1日に4回も，5回も入湯して悪い理由もないが，かえって疲労し，保養の目的には向かない。

❸温泉療養の対象疾患

療養は病的な状態にある心身を癒すことが目的である。温泉療養の対象として，高血圧症，糖尿病から癌の治療までを求める向きもあるが，一般的な対象は神経痛，筋肉痛，関節痛などの疼痛緩和，慢性の皮膚疾患，慢性の胃腸病や便秘などである。

湯あたり（湯中り） Side Memo

湯づかれともいう。温泉浴を開始して，2,3日後から1週間くらいの間に起こる全身反応のこと。湯あたりには全身症状と局所症状がある。全身症状としては，疲労倦怠感，食欲亢進あるいは減退，便秘あるいは下痢，眠気あるいは不眠などが多く，その他，頭痛，動悸，眩暈，発熱などもある。局所症状としては，湯ただれ（酸性泉浴湯皮膚炎）が主である。湯あたりの正確な発現機序は明らかではないが，繰り返しの温泉浴刺激に対する生体反応と考えられる。湯づかれという言葉がその内容を象徴している。湯あたりは酸性泉，硫黄泉などの刺激の強い高温の湯に，頻回に入浴するほど発現しやすい。湯あたりは温泉浴を1〜2日くらい休めば自然に回復するので心配はない。

a. 神経痛，筋肉痛および関節痛

　神経痛，筋肉痛，関節痛などの疼痛に対する温泉入浴の効果発現機序は前記したように温熱による血行改善である。この目的のためには，塩類濃度が高い塩化物泉，炭酸水素塩，硫酸塩泉などが有効である。基本的な入浴回数は1日2～3回で，浴後の保温を十分行うことが望ましい。体操や散歩などを組み合わせて，ゆったりとした療養を心掛けたい。しばしば，リウマチに効くなどと表記されている場合もあるが，正しくはリウマチの疼痛緩和に効果的との意味である。また，二酸化炭素泉は本邦では少ないが，やはり前記したように，血行改善効果は顕著である。疼痛緩和にも有用である。

b. 皮膚疾患

　慢性の皮膚疾患に苦しんでいる人が温泉療法に期待する場合は多い。全国各地に皮膚疾患に効能があると自称している温泉はたくさんある。しかし，前記したように，科学的に効果が証明されている温泉は成人型アトピー性皮膚炎に対する草津温泉だけである。また，乾癬に対しても草津温泉療法は臨床的に有効である。ただし，科学的な検証は不十分である。では，全国各地の温泉のアトピー性皮膚炎に対する効能は本当だろうか？　科学的な検討が行われていないので，確かなことはわからないが，入浴それ自体による洗浄・保湿作用と推定される。

c. 高血圧症

　温泉浴あるいは真湯浴の血圧に対する作用は既に詳述したが，温熱作用によって末梢血管が拡張し血圧は低下する。二酸化炭素泉であれば末梢血管拡張作用は確かである。就寝前の温泉浴あるいは真湯浴によって夜間の血圧は低下する場合もある。その作用は温熱作用，保温作用によるが，その作用が長時間持続して，早朝の血圧を低下させるほどでもない。ただ，温泉地にゆっくり滞在し，保養・療養に努めることは価値がある。

d. 糖尿病

　糖尿病については，前記したように1回の入浴によるカロリー消費はわずかである。温泉を利用した糖尿病の治療ということであれば，単なる温泉浴だけでは不十分で，運動浴（温水プールなどでの歩行など）や散歩などの運動療法に加え，適正カロリー食による食事療法の組み合わせが重要である。温泉に入るだけでは糖尿病は良くならない。

e. 消化器疾患

　温泉の効能として，慢性の胃腸病や便秘が上げられる。ヒトの身体の中には，自分の意思で身体の各部分を動かすことができる体性神経と，自分の意思とは無関係に身体の内部からの情報や外部からの刺激に対して自動的に反応し，循環・消化・代謝などの基本的な機能を自動的にコントロールする自律神経がある。自律神経には緊張した時に働く交感神経とリラックスした時に働く副交感神経がある。交感神経が優位になると，心拍数は増加し，血管は収縮し，血圧は上昇していわば戦う態勢になるが，胃腸の働きは低下する。これに反して，副交感神経が優位になると，心拍数は減少し，血管は拡張し，血圧は低下しておだやかなゆったりした状態になり，胃腸の働きが活発になる。熱い湯は強い刺激で交感神経を緊張させ，ぬるい湯では副交感神経が優位になる。したがって，ぬるい湯にのんびり入湯すると，胃腸の働きが活発になる。特に，湯の中で，「の」の字を描くように腹部をゆっくりマッサージすれば，便秘に有効である。また，慢性胃腸病に飲泉を勧める向きもあるが，注意が必要である。

　痔疾にも効果がある。殺菌作用の強い酸性泉が最も有効であるが，その他の泉質でもよい。汚れる部分の衛生管理が基本で，入浴による洗浄・保湿作用による。

f. 健康増進と疾病予防

　温泉保養，療養に健康増進と疾病予防効果が期待されている。確かに，

温泉地でゆったり，のんびり過ごし，身体に十分な休養を与えれば健康によいことは間違いないし，健康増進につながると考えられる。総合的生体調整作用である。ただし，温泉地の住民が特に罹患率が低いとか，長寿であるとかの具体的な証拠はない。これからの重要な研究課題である。

g. 温泉療養の相談

　温泉療養は温泉療法医，温泉療法専門医の指導の下に行われる。有限責任中間法人日本温泉気候物理医学会（1935年設立，日本医学会の分科会）は温泉医学・療法に専門的な知識や豊富な臨床経験を有し，学会が制定した規準に合格した医師に上記の資格を与え，温泉療養の相談に応じている。詳しくは，学会のホームページ（http://www.onki.jp）を参照していただきたい。

2　家庭で温泉浴を楽しむ─浴用剤の活用─

　浴用剤を使用すれば家庭でも温泉の温熱作用や化学作用を得ることができる。家庭用浴用剤は温泉成分の効能を期待して開発され，医学的に効果が実証されているものもある。最近では，さまざまな色素や香料が添加されているものもあり，家庭での入浴を楽しむためにも活用されている。家庭用浴用剤は二酸化炭素泉浴用剤，芒硝・重曹泉浴用剤，その他の浴用剤に分類される[37]。

　二酸化炭素泉浴用剤は通常の方法で100～150 ppmくらいの炭酸濃度が得られる。直接皮膚から吸収され，末梢血管拡張作用を呈し，血液循環を良好にする。その結果，疼痛の改善，疲労回復や降圧効果も認められる。芒硝・重曹泉浴剤には芒硝（硫酸ナトリウム），重曹（炭酸水素ナトリウム）の他に，炭酸カルシウムや塩化カリウムなどが含まれている。すでに，温泉の温熱作用の項で説明したが，これらの塩類が身体

の表面を膜のように覆うことで，保温，保湿効果が発現される。その他，漢方薬やハーブなどが含まれている浴用剤もある。

3 入浴の効用

　入浴には3つの効用がある。第一の効用は体を温めることである。体が温まると末梢血管が拡張し血液の循環がよくなる。血行がよくなれば，疼痛が緩和され，疲労が回復する。

　第二の効用は体を清潔にすることである。年齢とともに，皮膚が乾燥して，カサカサになり，かゆくなる傾向がある。この対策として，毎日の入浴と保湿剤の活用は効果的である。ほこりや皮脂などの汚れを洗い落とすには，まず，湯に浸かって体を温める。すると，毛穴が開き，汚れが落ちやすくなる。その後，石鹸などで洗えばきれいになる。保湿剤の使い方は，出湯後，すばやくタオルで水分をふき取り，乾燥しやすい部分にうすく膜を作るように丁寧に塗り，水分を逃がさないようにする。まごまごしていると，皮膚から水分が蒸発してしまうからである。

　第三の効用はリラックスすることである。39～40℃のぬるい湯には緊張をほぐし，心身をリラックスさせる効果がある。

熱い湯とぬるい湯　　　　　　　　　　　Side Memo

　熱い湯は交感神経を刺激するので，朝，身体をシャキッとさせる目的で，熱いシャワー浴を勧める向きがある。確かに，その通りではあるが，寒い環境での入浴は注意が必要である。高齢者は避けたほうが無難である。

7 安全入浴法

1 温泉地における血栓性疾患の発症

　高齢者を中心に入浴事故が増加している。2000年12月，群馬県の地元紙，上毛新聞の取材を受けて，著者が提唱している安全入浴法8項目（後述）を紹介した。その時の上毛新聞記事（2000年12月18日）を基に，2000年の群馬県における入浴関連死数を図32，33に示した。総数は202例である。群馬県の人口は約200万人であるので，1年間に約1万人に1人の割合である。この群馬県における入浴関連死のほとんどは家庭内で起こっているが，約10%は温泉地である。全国での入浴関連死の頻度は12,000〜15,000/年で，対人口比は1：10,000くらいである[38]。

　温泉地における入浴死，特に，温泉浴と急性心筋梗塞および脳梗塞発症との関連を明らかにする目的で，草津分院の病歴を調査した[39]。対象とした期間は1989年1月から1995年6月までの6年6か月間である。こ

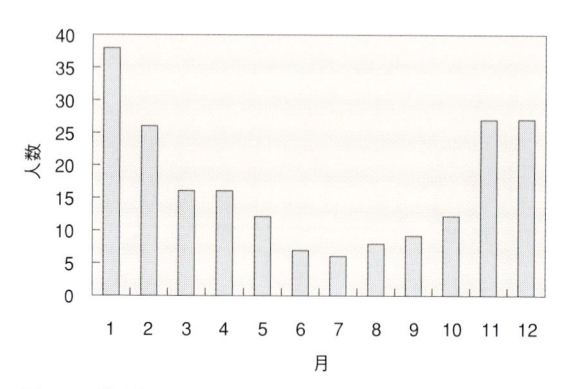

図32　群馬県における入浴関連死数（2000年，月別数）
総数は202例である。

7．安全入浴法

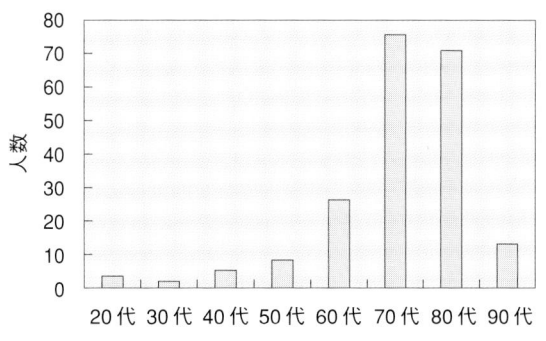

図33　群馬県における入浴関連死数（2000年，年代別数）
総数は202例である。

の間に，草津分院に入院した急性心筋梗塞患者は31例（群馬県内外からの旅行者15例［平均年齢69歳］，草津在住者16例［平均年齢64歳］），脳梗塞患者は40例（群馬県内外からの旅行者15例［68歳］，草津在住者25例［67歳］）であった。急性心筋梗塞31例の中で，発症前24時間以内に温泉浴を行った患者は15例（旅行者9例，草津在住者6例）であった。旅行者9例中4例は温泉浴開始から1時間以内の発症で，その内1例は入浴中であった。9例中2例は2時間以内の発症であった。9例中残りの3例は4，5，6時間後の発症であった。なお，温泉浴の有無にかかわらず旅行者15例中7例は草津到着日に，5例はその翌日に発症した。草津在住者6例中4例は温泉浴開始から1時間以内の発症で，その内1例は入浴中であった。6例中残りの2例は2時間以内と3時間以内の発症であった（表9）。

次に，脳梗塞40例の中で，発症前24時間以内に温泉浴を行った患者は27例（旅行者11例，草津在住者16例）であった。旅行者11例中6例は温泉浴開始から1時間以内の発症で，その内1例は入浴中であった。11例中2例は2時間以内，1例は3時間以内の発症であった。11例中残りの2例は夕刻から夜間に入浴し，翌日の6時，10時の発症であった。なお，温泉浴の有無にかかわらず旅行者15例中10例は草津到着日に，3

表9　温泉入浴と血栓性疾患発症

	心筋梗塞		脳梗塞	
	旅行者 (9例)	草津在住者 (6例)	旅行者 (11例)	草津在住者 (16例)
入浴中	1例	1例	1例	1例
入浴後1時間以内	3例	3例	5例	3例
入浴1〜2時間後	2例	1例	2例	2例
入浴2〜3時間後		1例	1例	
入浴3〜24時間後	3例		2例	10例

発症前24時間以内に温泉浴を行った42例。

例はその翌日に発症した。草津在住者16例中4例は温泉浴開始から1時間以内の発症で、その内1例は入浴中であった。16例中2例は2時間以内の発症であった。16例中残りの10例は3時間以上経ってからの発症であった。その内6例は夕刻から夜間に入浴し、翌朝の5時、6時、7時、7時半、9時、10時に発症した。残りの4例は午前中に入浴し、13時、15時、16時、17時に発症した（表9）。

このような患者の危険因子を検討してみると、何の危険因子もなかった患者は急性心筋梗塞を発症した旅行者1例と草津在住者1例、脳梗塞を発症した旅行者2例と草津在住者1例だけで、その他の症例では高血圧症、糖尿病、高脂血症、高尿酸血症、喫煙習慣など1〜4の危険因子が確認された。

実際、温泉地で血栓性疾患の発症が多いのだろうか？　本研究は少数例の検討であり、この問題に十分答えることはできないが、可能なかぎりの推測を試みた。本研究で対象とした期間は6年6か月で、急性心筋梗塞、脳梗塞の発症例はそれぞれ31例、40例で、死亡例はそれぞれ11例、7例であった。草津町の人口は約8,500人で、観光旅行者の宿泊延べ人数は年間約200万人である（草津町の資料による）。実際には観光旅行者は休日とその前日に集中するが、平均値を計算すると約5,500人／日となる。在住者と合わせると、草津温泉の人口は約14,000人／日

と考えられる。この推定人口を母集団とすると，人口10万人当たりの急性心筋梗塞，脳梗塞の年間発症率はそれぞれ34人，44人，年間死亡率は12人，8人になる。1991年のわが国における急性心筋梗塞，脳梗塞の年間死亡率はそれぞれ約40人，約50人であるので，草津温泉でこれらの血栓性疾患の発症率が特に高いということはない。もちろん，草津温泉で発症したすべての患者が草津分院を受診することはないと考えても，その頻度は決して高くないようである。

2 安全入浴法の提唱

　温泉地での入浴関連事故を少なくすることは重要な問題である。温泉浴後の血栓性疾患発症の機序については，著者らのこれまでの研究から次のような可能性が考えられる。まず，精神的なストレスが挙げられる。一般に温泉浴は快適で，健康によいと思われがちだが，温泉地における高温泉浴はなかなかのストレスである。それに加えて，温泉浴，特に高温泉浴は，すでに記載したように，血圧，心拍数，血液粘度，血小板機能，線溶活性などにさまざまな影響を及ぼす。これらの実験成績を基に，著者は安全入浴法を提唱している（表10）。

　最近，特に入浴中の突然死に社会的関心が高まり，著者らの研究成果が紹介されている。入浴に関する注意事項はNHK総合テレビの「ため

表10　安全入浴法

（1）一人で入らない
（2）浴槽の蓋を活用し、事故防止を図る
（3）更衣室と浴室の温度管理
（4）入浴前後に水分補給
（5）42℃以上の湯には入らない
（6）水位は胸まで
（7）朝の入浴は避ける
（8）飲酒後は入浴しない

してガッテン：血液さらさら入浴法」,「今夜もあなたのパートナー，おしゃれ工房：ポカポカ入浴術」(2000年11月29日),「生活ほっとモーニング：どう防ぐ！　入浴中の突然死」(2001年2月16日) などで紹介され，大きな社会的反響があった。特に，最後の企画は視聴率も高かったのか，2005年2月21日に再編集され，「生活ほっとモーニング：突然死を防ぐ」と題して，再放送された。

また，一般に，高齢者は温泉好きで，温泉地での入浴事故も少なくない。温泉入浴での注意点もNHK総合テレビの「クローズアップ現代：おふろで死なないために」,「同：事故にご注意！　温泉の入り方」,「きょうの健康：温泉健康法」(1999年11月5日，12日，19日，26日) などで放送され，高齢者の入浴事故防止に効果を上げつつある。

以下，安全入浴法を各項目ごとに説明する。

❶一人で入らない

高齢者の入浴事故を防ぐための最も重要なポイントは，家庭では入浴前に家族に知らせ，家族に見守ってもらうことである。たとえば，「私，久保田はこれから慎んで入浴させていただきます。家族の皆様におかれましてはご多忙中誠に恐縮でございますが，ご高配賜りますよう何卒よろしくお願い申し上げます。」と口上を述べて入浴するわけである。頼まれた家族は責任を持って，でもさりげなく気を配らなくてはいけない。そうかといって，何回も浴室を覗くわけにもいかないから，水音に注意深く耳を立てながら，「おじいちゃん，ビールが冷えていますよ！」とか，「おばあちゃん，お湯加減はいかがですか？」と声を掛けるわけである。つまりは安否確認である。最近では，色々なタイプの浴室監視装置が開発されている。たとえば，2分以上動かないでいると警報ブザーが鳴るタイプや声が聞こえなくなると音声で知らせるタイプなどがあるが，味気ない。やはり，入浴は楽しい時間なので，家族の温かさや優しさが高齢者にはぴったりである。また，この頃は一人暮らしの高齢者も多い。このような状況下での入浴は要注意である。

万一，浴槽内で事故が起こった場合は，まず，浴槽の栓を抜くことである。それから，保温に気を配り，助けを求めるのである。浴槽から引き上げることは普通の人にとってはほとんど不可能である。あわてず，栓を抜く，そして「助けてー！」，「誰かー！」と大声で叫んで，救急車を呼ぶ順序である。

　一方，温泉地では普段の生活と異なって大きな風呂を楽しむ機会が多い。大きな浴槽だと真中に入りがちである。ところが高齢者はちょっとしたことで身体のバランスを失い，浅い風呂でも簡単に溺れてしまう。湯船は浅いのだから，落ち着いて手を浴槽の底につけばと思うのだが，実際はあわててしまうのである。そこで，高齢者は一人で入らず，頼れる家族や，知人，友人と一緒にということになる。特に，真夜中や早朝の一人入浴は禁忌である。

❷浴槽の蓋を活用し，事故防止を図る

　家庭内の浴槽は普通余り大きくなく，入浴中は背を付けて膝を少し曲げたいわゆる体育座りの姿勢が一般的である。このスタイルでは身体に何らかの異常が起こると，前かがみになって溺没する。もっと大きな浴槽なら，足の方からズルズルと水の中に潜ってしまう。著者らはこれを防止するため，図34に図示したように，浴槽の蓋を胸の前に置く方法を勧めている。つまり，前屈による溺没を防ぐ目的である。

❸更衣室と浴室の温度管理

　夏の浴室は高温になりがちなので，換気に注意する。問題になるのは冬季の入浴である。最近は住宅環境が整備され，浴室暖房，浴室床暖房などが備わっている家庭も多い。居間，更衣室および浴室に余り大きな温度差がないように工夫することがポイントである。寒い更衣室で衣服を脱ぎ，床が冷たく，室温の低い浴室に入るだけで，血圧と心拍数は大きく変化する。できれば，入浴前に更衣室や浴室を暖房するように心掛けたい。浴室暖房が備わっていない場合は，入浴10分くらい前に浴槽

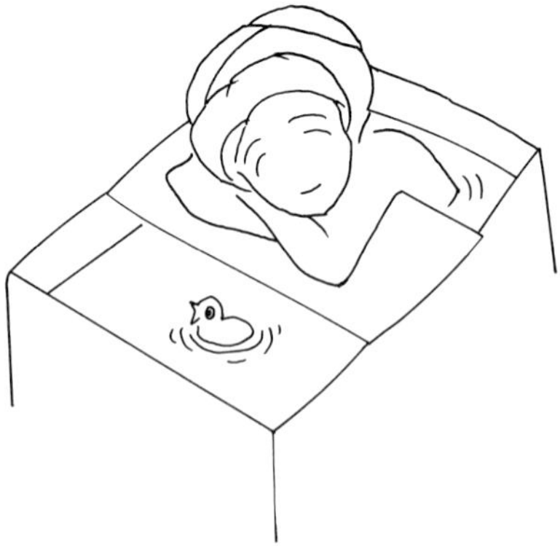

図34　浴槽の蓋を活用し，事故防止を図る

の蓋を開けて蒸気で浴室を温める方法も効果的である。

　温泉地でしばしば見られる光景は「雪降る露天風呂」である。温かい室内で衣服を脱ぎ，氷点下の戸外へ飛び出した瞬間，血圧は一気に上昇する。その上，熱い湯に飛び込むと血圧や心拍数はさらに上昇する。実験成績を図35に示す。この実験は，1999年1月に放送されたNHKテレビの「クローズアップ現代：おふろで死なないために」の取材を受けた時にNHKと草津分院の共同で草津温泉，大滝の湯の露天風呂で行われた。20代の健常男性が室温20℃の部屋で血圧，心拍数を測定した後，衣服を脱ぎ，気温0℃の雪降る戸外へ飛び出した。その瞬間，図に＊印でマークを付けたが，収縮期，拡張期血圧とも一気に上昇した。第一の危険ポイントである。その後，直ぐ露天風呂に入る予定であったが，ビデオ撮りの手順もあってしばらくそのままの状態でいた。すると，収縮期，拡張期血圧はやや低下した。それから，湯温44℃の露天風呂に入湯した。収縮期血圧は2回目の上昇を示し，心拍数も急激に増加した。第二の危険ポイントである。続く10分間の入湯では，収縮期血圧はやや低下し，変動がなかった。心拍数は徐々に増加した。この変化は図8に示した42℃，10分浴の成績と同様である。10分後の出湯時，収縮期

7．安全入浴法

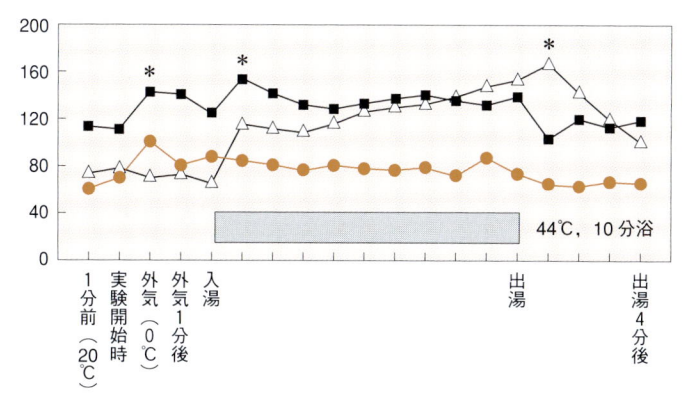

図35　雪降る露天風呂

室温20℃の暖かい部屋から，気温0℃の雪降る戸外に出て，湯温44℃の露天風呂に入った場合の血圧と心拍数の変化。収縮期血圧（■），拡張期血圧（●）および心拍数（△）を示す。血圧の単位はmmHgで，心拍数は1分間の数である。＊印は危険なポイントを示す。

血圧は急激に低下した。第三の危険ポイントである。拡張期血圧の変動は比較的軽度であった。心拍数も低下した。実験はこの時点で無事終了した。

雪降る露天風呂，このような入浴は愚行である。

❹入浴前後に水分補給

入浴によって身体から水分が失われる。すでに，説明したが，37℃，10分浴では，発汗も少なく，ヘマトクリットの濃縮はみられなかった。42℃，10分浴では，開始前のヘマトクリットは47％で，開始15分後の値は有意な変化ではなかったが，50％と3％も上昇した。その後，前値に戻った。47℃，3分浴後の変化は想定外であった。開始前のヘマトクリットは47％で，温泉浴開始15分後の値は48％で，上昇はわずかに1％だけであった（☞20ページ図11参照）。

別の実験で40℃，20分浴の影響も検討した[31]。対象者は10例の平均年齢31歳の健常男性で，温泉浴は40℃，20分浴と42℃，10分浴であった。出湯直後の舌下温度は40℃，20分浴では約0.7℃上昇した。42℃，

10分浴では約0.9℃で，他の実験成績と一致した。40℃，20分浴でのヘマトクリットの変化は，入湯前48%，出湯後47%であった。42℃，10分浴では，前記の実験と同様に，47%から50%に上昇した。

血栓性疾患発症には血液粘度も関与し，その上昇は動脈硬化性病変により内腔が狭小化した血管では血栓形成の引き金になる。特に，ヘマトクリットは血液粘度に強い影響を与え[40]，実際，多血症では血栓性疾患が起こりやすい。入浴によるヘマトクリットの変化は発汗と，静脈還流の増加などによる腎血流量の変化や心房性ナトリウム利尿ペプチドの増加による利尿に加え，水圧による体液移動も関与していると考えられる。42℃，10分浴でも47℃，3分浴でも，入浴により上昇したヘマトクリットは特に水分の補給なしに60分後には前値に戻るので，脱水以外の因子による影響も考えられる。

この入浴による水分の喪失量は個人差もあり，入浴法によっても異なる。しかし，血液粘度の視点から考えると無視できない問題である。したがって，安全のために入浴前にコップ1杯の水分補給，入浴後にもコップ1杯の水分補給を勧めている。

冷たい水とぬるま湯のどちらが効果的であろうか？　一般に，喉が渇いて，急いで水分が欲しい時は冷たい水が効果的である。これに反して，脱水に備え，健康維持目的のための水分補給にはぬるま湯が有効である。その訳は，冷たい水は速やかに腸に達し，直ちに吸収されるが，ぬるま湯の吸収は緩徐であることが明らかにされているからである。

❺42℃以上の湯には入らない

時間湯の実験成績から，42℃以上の高温泉浴は危険である。さて，とかく高齢者は高温浴を好む傾向がある。その理由は，高齢者は温度に対する皮膚の感覚が低下していて，高温を高温と認識できないからである。このことについては，NHK総合テレビ「ためしてガッテン：血液さらさら入浴法」の中で，興味深い実験が紹介された。その内容を引用する。温度感覚測定マシーンという奇妙な器具が登場した。上半身裸になった

若年男性5例（平均年齢20歳）と熟年男性5例（平均年齢64歳）がベッドに腹臥位になり，彼らの背中に向かって上方から熱い電球が徐々に近づけられた。我慢できない熱さと感じた時の背中と電球の距離が計測された。若年男性の平均は56 cm，熟年男性の平均は43 cmであり，どうやら高齢者は熱さを感じる感覚が低下しているようである。したがって，高齢者の入浴に関しては，湯温の測定が不可欠になる。

❻水位は胸まで

　子供の頃，祖母と入浴すると，肩まで浸かって100まで数えさせられた記憶がある。今思えば，誠にナンセンスである。高齢者であっても，心臓や血圧に何の問題もなければ肩まで湯に浸かって悪いことはない。しかし，心臓疾患や高血圧症の人では，水圧の影響で，心室性期外収縮などの不整脈が頻発することが報告されているので，肩まで湯に浸からず，心臓の線までくらいの半身浴が安全である。

　しかし，浴室によっては半身浴では寒い場合がある。そのような時には，肩にタオルを掛けるか，時々掛け湯をするなどの工夫が求められる。前記した浴室暖房が備わっていれば快適である。

　しばしば半身浴に美容効果を求める向きがある。意味のないことである。全身浴の方が，身体がきれいになることに間違いはない。ただ，楽しみながらの長時間の入浴には半身浴が適しているのかもしれない。

❼朝の入浴は避ける

　朝寝，朝酒，朝湯は昔から贅沢の筆頭といわれている。しかし，心筋梗塞や脳梗塞などの血栓性疾患は朝の4時から10時頃の時間帯に頻発することが報告されている。すでに記載した草津分院の調査で，温泉入浴後脳梗塞を発症した旅行者11例中2例，草津在住者16例中6例は夕刻から夜間に入浴し，翌朝に発症している。その機序として，その時間帯に血圧，心拍数，体温，血液粘度などが急激に高くなることや線溶活性が低下することなどが明らかにされている。特に，最近はこの朝の血圧

の上昇は早朝高血圧と呼ばれ，高血圧治療の重要な目標である。実際，この時間帯の入浴事故は少なくないので，朝の入浴は避けるのが望ましい。特に，温泉地で浴槽の温泉水が一晩中流しっぱなしの場合は，朝，湯温が高くなりがちである。要注意！　要注意である。

　血液粘度（ヘマトクリット）は図36に示したように，普通，真夜中を最低値に朝方急激に上昇する[41]。その一番の理由は夜間は水分を摂取しないからである。著者らはこの早朝の血液粘度の上昇を緩和するには，真夜中の飲水が効果的であることを報告した[42,43]。

　1998年夏，NHKから依頼されて，一日の血液粘度の変動を測定し，効果的な水分補給法を検討した。その実験結果は，同年7月15日に「ためしてガッテン：真夏の水分補給術」と題して放送された。その番組作りに係わる中で，「宝水」という言葉を知った。寝る前に飲む水のことである。就寝前にコップ1杯の水を飲むと心臓や脳の病気にならないとの言い伝えである。古人の知恵である。現代医学からも推奨される水分補給法である。この場合は，既に述べたが，冷たい水ではなく，ぬるま湯が好ましい。余り早く吸収される必要がないからである。しばしば，夜中にトイレに起きることを嫌って，夕刻から水分摂取を控える高齢者がいる。間違いである。夜中にトイレに起きたら，その時にも，さらに水分を補給すべきである。

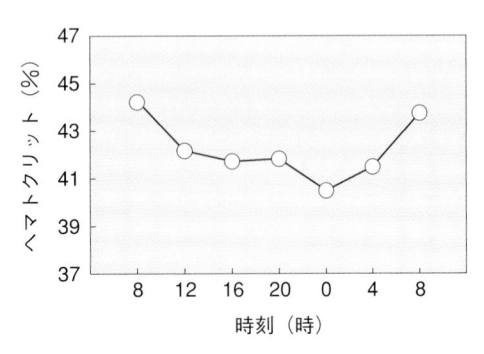

図36　ヘマトクリットの日内変動
23例の健常男性の平均値を示す。

7．安全入浴法

❽飲酒後は入浴しない

　飲酒後の入浴は危ないと誰もが何となく感じている。しかし，その詳細は不明である。2001年2月に放送されたNHK総合テレビの「クローズアップ現代：事故にご注意！　温泉の入り方」で，この問題が取り上げられ，NHKと草津分院が協力して実験した。図37にその成績を示す。実験は連続2日で，同時刻に行われた。被験者は30代の健常男性である。第一日は飲酒しないで，42℃，10分の草津温泉浴を行い，血圧と心拍数を測定した。結果は，既に説明した図8（16ページ）の成績と矛盾しなかった。第二日はビールを飲んで酔った後，42℃，10分浴を行った。収縮期，拡張期血圧とも入湯直後から低下して，出湯10分後まで，対照実験の値より低かった。心拍数には明らかな差異は認められなかった。

　アルコールの血管拡張作用によって血圧は低下し，入湯による温熱効果で血管はさらに拡張し，血圧は低い値を推移した。飲酒後の入浴事故の本体は十分解明されていないが，泥酔による溺没もその原因の一つと推定される。図33（67ページ）に示したように，20，30代の入浴関連

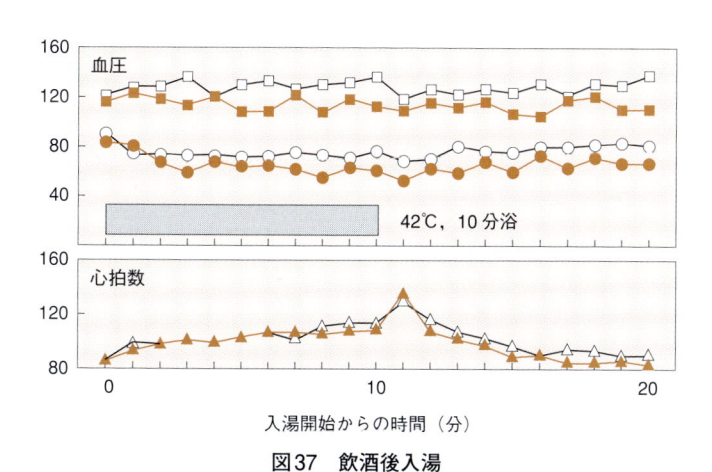

図37　飲酒後入湯
42℃，10分の草津温泉浴の血圧と心拍数に及ぼす飲酒の影響。飲酒しない場合の収縮期血圧（□），拡張期血圧（○）および心拍数（△）。飲酒した場合の収縮期血圧（■），拡張期血圧（●）および心拍数（▲）。血圧の単位はmmHgで，心拍数は1分間の数である。

死も少なくない。そのような事例では，飲酒後の入浴の危険性が指摘されている。

また，食直後の入浴は好ましくない。なぜならば，入湯の温熱作用によって皮膚の血管が拡張し，血液が皮膚に集まる。その結果，消化管から血液が奪われ，消化不良になりやすいからである。食後30〜60分経ってからの入浴が最適である。

風邪をひいた時の入浴 ── Side Memo

　内科医師として，外来診療で，風邪の患者から入浴の可否について質問される機会は多い。特に，きまりはないが，熱が高い時期は入浴する気にならないと思う。熱が下がって，何となく体をきれいにしたくなったら，入浴してよいと答えている。一般的には，微熱程度なら入浴可能である。ただし，長湯は禁物である。入浴後は，体を冷やさないように保温に留意する。濡れた髪は体を冷やす原因になるので，洗髪した時はドライヤーなどでよく乾かすとよい。

　湯船に入るのは"まだどーも"というような場合は足浴を行う。深めの容器に40〜42℃くらいの湯を入れて，椅子に座り，足を膝下くらいまで浸ける。時々，熱めの湯を足すと気持よい。20分くらいで，体が温まり，汗が出ることもある。足湯は寒い時など，体を温める手軽な方法である。最近，温泉地などで足湯が流行している。足を浸けるだけなので好評であるが，衛生面には要注意である。

8. おわりに

　本シリーズの主題である補完・代替医療としての温泉療法の価値について考えてみたい。現在の医療情勢を考慮すれば，温泉療法にも確かな科学的根拠が求められる。現代医学と同じ基準を適用すれば，適応疾患は限られる。第6章に，科学的，客観的にみた現代の温泉療法についてまとめた。いずれの温泉にも共通の効能は神経痛，筋肉痛，関節痛に対する疼痛緩和と慢性胃腸病，便秘に対する効用である。しかし，温泉はそれぞれ成分が異なるので，共通の効能と考えられる疼痛緩和についても効果に温度差がある。特定の疾患に対する効能としては，残念ながら，科学的根拠があるのは成人型アトピー性皮膚炎に対する草津温泉だけである。成人型アトピー性皮膚炎に対する草津温泉療法の効果発現機序からみて，たくさん含まれる成分が必ずしも効果を発揮するわけではない。従来，温泉は最も多く含まれる成分によって11種類の泉質に分類され，泉質ごとの効能が公表されている。しかし，EBMの立場から突きつめて考えれば，泉質ごとの効能は正しくないようである。草津温泉は乾癬に対しても有用であるが，科学的証明は不十分である。その他の温泉の効能については未研究であり，効能があるとも，効能がないともわからないというほうが正直である。

　一方，特定の症状や疾患に対する効能は別にして，温泉に行き，自然環境の中で何日か過ごすと，身体がリフレッシュされ，疲労が回復するということもまた事実である。著者らの提案している温泉の総合的生体調整作用である。そのような温泉の効能によって，ADLやQOLが改善し，あるいは少なくとも身体が癒され，気分がすっきりすると体感するだけでも十分価値があり，立派な補完・代替医療の一つと考えられる。また，温泉に健康増進や予防医学的な効能を求める向きもあるが，今後の重要な研究課題である。

著者は草津分院に赴任する前は，自治医科大学血液学教室並びに同附属病院血液科に勤務し，恩師　高久史麿教授（現学長），三浦恭定教授，溝口秀昭助教授（後に東京女子医科大学教授）のご指導を賜り血液幹細胞の研究に携わっていた。血球の産生と分化の研究は当時の血液学では最先端の分野であった。在職中の1979～1981年には米国 New York 州 Buffalo 市にある Roswell Park Memorial Institute に留学し，Dr. Harvey D. Preisler と白血病幹細胞の研究を行った。草津分院では，一転して，現代医学では最後尾と思われる温泉医学・温泉医療を担当することになり，その落差に戸惑い，当初はなかなか研究の糸口がつかめなかった。そのような中で，二つのことが温泉について研究を始める契機になった。
　その一つは多数の成人型アトピー性皮膚炎の患者が温泉に期待して草津分院を頼ってきたことである。受診という言葉より，まさに頼ってという切羽詰った感じであった。上記のように，私は内科学，特に血液学が専門で，成人型アトピー性皮膚炎については全くの無知状態であった。そのような訳で，当初は患者に十分な対処ができなかったと思う。振り返ってみれば，専門外とはいえ，医師として誠に申し訳ないことであった。草津分院は国立の医療機関であるので，そのような対応ではいけないと思い直し，当時の群馬大学医学部皮膚科宮地良樹教授（現京都大学教授）にご指導をお願いした。彼は快諾し，何回か来草し，成人型アトピー性皮膚炎の診断，治療の基礎や黄色ぶどう球菌のことなどを丁寧にご教示くださった。その後，試行錯誤を重ね，多くの患者とともに成人型アトピー性皮膚炎に対する草津温泉療法を確立することができた。
　しかし，草津温泉に入湯すれば皮膚症状が改善し，瘙痒が軽快するというだけでは満足できなかった。さらに一歩を進めたいと思い，カネボウ株式会社の井上敬文氏，井上紳太郎氏と共同で研究を行い，草津温泉水の殺菌作用を明らかにした。しかも，その殺菌作用は草津温泉水に含まれる微量成分の水素，マンガン，ヨウ素イオンによることも突き止めた。この研究は温泉医学の長い歴史の中で，特定の疾患に対する温泉の

効能を科学的に証明した初めての仕事になった。

　草津温泉療法は皮膚症状に悩み苦しむ多くの患者や家族にたいへん喜ばれた。患者の中には現在もお互いに励ましあっている者も多く，良くなっているとの近況報告を聞くと私自身，自分のことのようにうれしく思う。

　私は群馬県の出身であるが，「上毛カルタ」という郷土名物がある。県内の都市，観光景勝地や県出身の歴史上の人物，有名人などが歌い込まれている。県内の小学校では，競ってカルタ大会が行われる。県内出身の妻も私も今でもすらすら言えるし，二人の子供もまた然りである。上毛カルタを知っていることは幼少期を群馬県で過ごした証でもある。その中に温泉カードが4枚ある。草津温泉，伊香保温泉，四万温泉，水上温泉である。草津温泉は（く）で，「草津よいとこ薬の温泉（いでゆ）」，「The hot springs of Kusatsu, curative for your ills」である。子供心に草津温泉は薬のいでゆと信じ込んでいた私は，成人型アトピー性皮膚炎に対する効能を証明でき，さらにその作用機序を解明できてたいへん誇りに思っている。

　研究を始めるきっかけになったもう一つは宿直勤務の早朝，起きなくてすむようにならないかなという医師としては誠に不謹慎な願望である。私は内科の医師であるので，草津分院では当然，宿直の仕事も担当した。当時の自治医科大学では，宿直勤務は専門の異なる複数の医師で行われていたので，専門外の患者を診る機会はほとんどなかった。しかし，草津分院はまさに一次救急，二次救急病院であったので，発症直後の心筋梗塞や脳梗塞の患者にも対応した。宿直勤務を繰り返すうちに，そのような重症の患者は医師にとって眠くて最も辛い早朝の時間帯に救急車で搬送されてくる場合が多いことに気づいた。早速，文献を調査してみると，日本でも米国でも，心筋梗塞や脳梗塞は早朝の時間帯に頻発することが報告されていた。我が意を得た思いであった。

　早朝の心筋梗塞や脳梗塞の発症を少なくするにはどうしたらよいかと思い，まず，温泉観光客が好む早朝の温泉浴が血栓性疾患発症の引き金

になるか否かについて検討を開始した．草津は源泉が90℃以上なので，昔から高温泉浴が盛んである．本書に詳しく記載したように時間湯はその代表である．当然，この時間湯も検討対象に取り上げ，研究は高温泉浴の身体に及ぼす影響へと展開した．これらの研究成果をまとめて提唱した安全入浴法8項目は，幸い，いろいろな方面に広く受け入れられ，高齢者の安全入浴に貢献している．

成人型アトピー性皮膚炎や安全入浴の研究の遂行には，自治医科大学血液学教室で教えていただいた実験血液学の基礎的研究法が大いに役立った．起こっている現象を冷静に見極め，対照を置いた実験を正確に行い，結果を客観的に検討する手法である．改めて恩師高久史麿先生，三浦恭定先生，溝口秀昭先生に深甚なる謝意を表したい．

著者の温泉医学・温泉療法の研究はまだまだ道半ばである．今後，さらに科学的検討を重ね，真に価値ある情報を社会に提供していきたいと考えている．最後に，草津分院の廃院を惜しむ声が多方面から聞こえてくる．いつの日か，温泉療法を必要としている人のために，草津にもう一度，温泉治療施設を再開できればと願っている．

参考文献

1) 今西二郎：補完・代替医療とは―その全体像と分類―. 日医会誌 132: 1091-1094, 2004.
2) 蒲原聖可, 渥美和彦：米国における補完・代替医療の現状―代替医療から統合医療へ―. 日医会誌 132: 1095-1099, 2004.
3) 大島良雄, 矢野良一：温泉療養の指針―改訂第3版―. 社団法人日本温泉協会, 東京, 1991.
4) 飯島裕一：温泉の医学. 講談社現代新書. 講談社, 東京, 1998.
5) 久保田一雄, 他：非特異的変調作用に代わる新しい用語「総合的生体調整作用」の提唱とこれからの温泉医学の研究の方向. 日温気物医誌 61: 216-218, 1998.
6) 久保田一雄, 他：温泉の作用は物理作用, 化学作用そして総合的生体調整作用. 日温気物医誌 62: 160-161, 1999.
7) Kubota K, et al: A transient rise in plasma β-endorphin after a traditional 47℃ hot-spring bath in Kusatsu-spa, Japan. Life Sci 51: 1877-1880, 1992.
8) 久保田一雄：温泉の保温効果. 日温気物医誌 63: 102-103, 2000.
9) 渡邊　智, 他：芒硝・食塩配合浴用剤の効果. 日温気物医誌 60: 235-239, 1997.
10) 鄭　忠和, 他：循環器疾患：心不全. 新温泉医学. 日本温泉気候物理医学会, 東京, 237-249, 2004.
11) 久保田一雄, 他：草津温泉浴の血圧, 心拍数, 血漿コルチゾール並びにヘマトクリットに及ぼす影響. 日温気物医誌 60: 61-68, 1997.
12) 久保田一雄, 他：草津温泉浴の夜間血圧に及ぼす影響. 日温気物医誌 59: 225-229, 1996.
13) 川平和美, 他：循環器疾患：高血圧. 新温泉医学. 日本温泉気候物理医学会, 東京, 250-257, 2004.
14) 大塚吉則, 他：温泉入浴と糖, 脂質, 尿酸代謝. 新温泉医学. 日本温泉気候物理医学会, 東京, 189-193, 2004.
15) Kurabayashi H, et al: The effects of hydraulic pressure on atrial natriuretic peptide during rehabilitative head-out water immersion. Life Sci 69: 1017-1021, 2001.
16) 池上文雄, 他：川中温泉水の研究. 日温気物医誌 67: 17-18, 2003.
17) 渡邊　智, 他：アルカリ塩類浴による皮膚柔軟性, 皮膚粘弾性及び皮膚角質水分量に関する研究. 日温気物医誌 57: 272-277, 1994.
18) 井上紳太郎：皮膚に有用な温泉水成分を探る. 日温気物医誌 67: 12-13, 2003.
19) Inoue T, et al: Bactericidal activity of manganese and iodide ions against Staphylococcus aureus: a possible treatment for acute atopic dermatitis. Acta Derm-Venereol 79: 360-362, 1999.
20) 久保田一雄, 他：成人型アトピー性皮膚炎に対する草津温泉療法―100症例

の治療経験―．日温気物医誌 62: 71-79, 1999.
21) Kubota K, et al: Treatment of refractory cases of atopic dermatitis with acidic hot-spring bathing. Acta Derm-Venereol 77: 452-454, 1997.
22) 漫画草津町誌．草津町（町制施行100周年記念），草津，2000.
23) 福田清人，小野勝美：若山牧水．Century Books，清水書院，東京，1988.
24) ベルツの日記（上）（下）．岩波文庫．岩波書店，東京，1997.
25) 久保田一雄，他：乾癬に対する草津温泉療法―代替・相補療法としての温泉療法の価値―．日温気物医誌 65: 89-92, 2002.
26) 森村方子：聞き書き草津温泉の民族―温泉習俗と口頭伝承―．ぎょうせい，東京，1992.
27) 司馬遼太郎：北斗の人．角川文庫．角川書店，東京，1992.
28) 久保田一雄，他：草津における高温泉浴（時間湯）前に頭部に湯を掛ける動作の医学的意義．日温気物医誌 61: 184-186, 1998.
29) Kurabayashi H, et al: Effects of hyperthermal stress on the ultrastructure of platelets with reference to the localization of platelet peroxidase and fibrinogen in vivo. Am J Hematol 56: 244-247, 1997.
30) Take H, et al: Activation of circulating platelets by hyperthermal stress. Eur J Med Res 1: 562-564, 1996.
31) 田村耕成，他：水治療における水温の血小板および凝固線溶系に及ぼす影響．リハ医学 38: 34-37, 2001.
32) 田村耕成，他：温泉浴の凝固調節因子に及ぼす影響．日温気物医誌 64: 141-144, 2001.
33) Tamura K, et al: Effects of hyperthermal stress on the fibrinolytic system. Int J Hyperthermia 12: 31-36, 1996.
34) Kubota K, et al: Dependence on very hot hot-spring bathing in a refractory case of atopic dermatitis. J Med 25: 333-336, 1994.
35) Kubota K, et al: Effects of repeated hyperthermal stress on blood cells in vivo. J Med 28: 55-61, 1997.
36) 飯島裕一：温泉で健康になる．岩波アクティブ新書．岩波書店，東京，2002.
37) 前田真治：人工入浴剤：炭酸泉浴剤．新温泉医学．日本温泉気候物理医学会，東京，132-136, 2004.
38) 堀　進悟：入浴中の突然死．日温気物医誌 63: 7-9, 1999.
39) 久保田一雄，他：草津温泉における急性心筋梗塞及び脳梗塞発症の検討．日老医誌 34: 23-29, 1997.
40) Kubota K, et al: The behaviour of red cells in narrow tubes in vitro as a model of the microcirculation. Br J Haematol 94: 266-272, 1996.
41) Kubota K, et al: Is the circadian change in hematocrit and blood viscosity

a factor triggering cerebral and myocardial infarction? Stroke 18: 812-813, 1987.
42) 久保田一雄, 他：血液粘度の日内変動からみた脳梗塞及び心筋梗塞の発症機序に関する検討．第一報　若年男性における飲酒及び温泉浴の血液粘度の日内変動に及ぼす影響．日温気物医誌 53: 137-140, 1990.
43) Kurabayashi H, et al: A glass of water at midnight for possible prevention of cerebral infarction. Stroke 22: 1326-1327, 1991.

《テレビ》

44) 元気増進！　健康堂本舗「温泉健康術」　テレビ東京　1994年2月1日
45) 発掘！　あるある大事典「めざせ美肌！'98夏の傾向と対策」　フジテレビ　1998年7月5日
46) ためしてガッテン「真夏の水分補給術」　NHK総合テレビ　1998年7月15日
47) クローズアップ現代「おふろで死なないために　─検証・高齢者の入浴事故─」NHK総合テレビ　1999年1月13日
48) ためしてガッテン「血液サラサラ入浴法」　NHK総合テレビ　1999年2月24日
49) たけしの万物創世紀「温泉の医学」　テレビ朝日　1999年5月11日
50) きょうの健康「温泉健康法（1）温泉で健康づくり」　NHK教育テレビ　1999年11月5日
51) きょうの健康「温泉健康法（2）成分とその効果」　NHK教育テレビ　1999年11月12日
52) きょうの健康「温泉健康法（3）美肌づくりと温泉」　NHK教育テレビ　1999年11月19日
53) きょうの健康「温泉健康法（4）温泉の知恵を家庭で生かす」　NHK教育テレビ　1999年11月26日
54) はなまるマーケット「ツルツルスベスベ温泉術」　TBSテレビ　2000年9月14日
55) スーパーJチャンネル「入浴死亡事故多発」　テレビ朝日　2000年10月17日
56) 今夜もあなたのパートナー　おしゃれ工房「あったか＆ぐっすり　冬のリラックス講座　ポカポカ入浴術」　NHK教育テレビ　2000年11月29日
57) 発掘！　あるある大事典「温泉」　フジテレビ　2001年1月28日
58) 生活ほっとモーニング「どう防ぐ？　入浴中の突然死」　NHK総合テレビ　2001年2月16日
59) クローズアップ現代「事故にご注意！　温泉の入り方」　NHK総合テレビ　2001年2月19日
60) ニュースアイ「アトピー患者の叫び　〜置き去りにされた心の治療〜」　テレビ東京　2001年10月11日
61) 信州湯けむり紀行「温泉で健康づくり」　NBS長野放送　2002年11月11日

62）お元気ですか日本列島　ハツラツ道場　「ゆったり快適！　健康入浴法（1）疲労回復のコツ」　NHK 総合テレビ　2003 年 10 月 14 日
63）お元気ですか日本列島　ハツラツ道場　「ゆったり快適！　健康入浴法（2）胃腸元気術」　NHK 総合テレビ　2003 年 10 月 15 日
64）お元気ですか日本列島　ハツラツ道場　「ゆったり快適！　健康入浴法（3）賢い温泉活用法」　NHK 総合テレビ　2003 年 10 月 16 日
65）お元気ですか日本列島　ハツラツ道場　「ゆったり快適！　健康入浴法（4）疑問一挙解決」　NHK 総合テレビ　2003 年 10 月 17 日
66）はぴひる！「美と健康の木曜日　10 歳若返る秘訣が明らかに！」TBS テレビ　2004 年 5 月 27 日
67）生活ほっとモーニング「突然死を防ぐ」　NHK 総合テレビ　2005 年 2 月 21 日
68）きょうの健康「入浴で賢く健康（1）安全な入浴のために」NHK 教育テレビ　2005 年 9 月 19 日
69）きょうの健康「入浴で賢く健康（2）入浴で得られる効果」NHK 教育テレビ　2005 年 9 月 20 日
70）きょうの健康「入浴で賢く健康（3）温泉を活用する」NHK 教育テレビ　2005 年 9 月 21 日
71）きょうの健康「入浴で賢く健康　Q&A」NHK 教育テレビ　2005 年 9 月 23 日
72）目がテン！「日本一の湯！別府温泉」日本テレビ　2005 年 10 月 30 日
73）ニュースプラス 1「冬に急増！浴室事故」日本テレビ　2006 年 2 月 21 日

《ラジオ》

74）もぎたて信州朝一番「温泉」　NHK 長野放送　2000 年 10 月 27 日
75）多田しげおの気分爽快！「温泉の効能について」　CBC ラジオ　2004 年 2 月 18 日
76）ラジオ深夜便　健康百話「賢い入浴と温泉健康法（1）楽しい入浴」NHK ラジオ第一　2006 年 5 月 3 日
77）ラジオ深夜便　健康百話「賢い入浴と温泉健康法（2）安全入浴法その 1」NHK ラジオ第一　2006 年 5 月 10 日
78）ラジオ深夜便　健康百話「賢い入浴と温泉健康法（3）安全入浴法その 2」NHK ラジオ第一　2006 年 5 月 17 日
79）ラジオ深夜便　健康百話「賢い入浴と温泉健康法（4）温泉の知識」NHK ラジオ第一　2006 年 5 月 24 日
80）ラジオ深夜便　健康百話「賢い入浴と温泉健康法（5）温泉で楽しく健康に！」NHK ラジオ第一　2006 年 5 月 31 日

《新聞》

81）平成の世は健康ブーム　朝日新聞　1994 年 7 月 13 日
82）「時間湯」の灯を消さないで　上毛新聞　1994 年 7 月 13 日

83）入浴　ぬるめの湯にみぞおちまで　朝日新聞　1997 年 7 月 10 日
84）温泉の医学（22）アトピー性皮膚炎　信濃毎日新聞　1997 年 10 月 8 日
85）温泉保養　在り方討議　信濃毎日新聞　1997 年 10 月 24 日
86）ぬるめの　ゆっくりと　讀売新聞　1998 年 2 月 9 日
87）温泉効果を示す新用語　総合的生体調整作用　信濃毎日新聞　1998 年 5 月 20 日
88）第 15 回信毎健康フォーラム上田「アトピー」　信濃毎日新聞　1998 年 6 月 17 日
89）アトピー性皮膚炎　温泉療法に効果　上毛新聞　1998 年 8 月 9 日
90）三美人の湯のメカニズム　信濃毎日新聞　1999 年 4 月 2 日
91）南仏アベンヌ「神秘の水」探訪　産経新聞　1999 年 7 月 10 日
92）温泉　害にも薬にも　朝日新聞　1999 年 11 月 12 日
93）温泉「体にいい」は成分しだい　朝日新聞　1999 年 11 月 29 日
94）健康ライフ　温泉考　赤旗日曜版　2000 年 1 月 9 日
95）脳こうそく　夏も多い　讀売新聞　2000 年 8 月 3 日
96）温泉で病気は治せないが　自律神経の働きが回復　茨城新聞　2000 年 11 月 5 日
97）温泉の効用　自律神経の働きが回復　痛みの緩和にも役立つ　山陽新聞　2000 年 11 月 6 日
98）温泉で本来の機能回復　痛みの緩和や殺菌作用も　琉球新聞　2000 年 11 月 7 日
99）温泉の効用　ホルモン，自律神経の働きが回復　病気は治せない　鹿児島新聞　2000 年 11 月 23 日
100）草津温泉の効用知って　群大分院久保田院長　快適な入浴法など講演　上毛新聞　2000 年 12 月 18 日
101）入浴死にご注意　上毛新聞　2000 年 12 月 18 日
102）暮らしの叙景第 7 集　湯の国ものがたり（6）保養地医療へ道半ば　日本経済新聞　2001 年 2 月 5 日
103）第 25 回信毎健康フォーラム松本「温泉の効用」　信濃毎日新聞　2001 年 2 月 25 日
104）現代病のカルテ　貧血（上）　信濃毎日新聞　2001 年 6 月 10 日
105）現代病のカルテ　貧血（中）　信濃毎日新聞　2001 年 6 月 17 日
106）現代病のカルテ　貧血（下）　信濃毎日新聞　2001 年 6 月 24 日
107）温泉の正しい入浴法語る　安中で久保田さん講演　上毛新聞　2001 年 8 月 11 日
108）立ち寄り温泉　上手な利用法　毎日新聞　2002 年 2 月 13 日
109）温泉の活用法考える　上毛新聞　2002 年 2 月 16 日
110）健康新時代　「宝水」の効用　上毛新聞　2002 年 10 月 31 日
111）温泉　上手に活用を　安中・磯部でフォーラム　上毛新聞　2003 年 9 月 6 日
112）草津で総会　演題発表や講演　日本温泉気候物理医学会総会　上毛新聞　2003 年 5 月 16 日

113) 温泉効能　どこまでホント　朝日新聞　2004年2月7日
114) 生活　元気　入浴法を調べてみました　朝日新聞　2004年4月27日
115) 健康ライフ　快適入浴　赤旗日曜版　2005年11月20日
116) 一枚の写真から　熱く燃えた，今年の夏！　群馬保険医新聞　第452号　2005年12月15日
117) スポニチ健康道場　温泉の湯と自宅の湯はほとんど変わらない！　スポーツニッポン　2005年12月27日
118) スポニチ健康道場　リラックスして，胃腸の動きが活発に…　スポーツニッポン　2005年12月28日
119) スポニチ健康道場　アトピー改善に効果があった草津の湯　スポーツニッポン　2005年12月29日
120) スポニチ健康道場　これが死を招く危ない温泉ツアー　スポーツニッポン　2005年12月30日
121) 脱衣場も温度管理を　日本経済新聞　2006年2月11日
《一般雑誌》
122) ヘルスなはなし　入浴と脱水　日経ヘルス　1999年2月号16頁
123) 温泉健康法　NHK きょうの健康　1999年11月号　118-133頁
124) 半身浴でよみがえる　AERA　2000.2.28　46-50頁
125) サウナ利用上の注意点は？　NHK おしゃれ工房　2000年2月号　129頁
126) あったか＆ぐっすり　冬のリラックス講座　ポカポカ入浴術　NHK おしゃれ工房　2000年11月号　92-95頁
127) 心と体に優しい温泉入浴法　大人の休日 2(7): 14-15, 2003.
128) 湯冷めを防ぐには？　婦人の友 10: 112, 2004.
129) 入浴で賢く健康　NHK きょうの健康　2005年9月号　68-79頁
130) きょうの健康 Q&A　トピックス　入浴で賢く健康　NHK きょうの健康　2005年12月号　141頁
131) 賢い入浴と温泉健康法　ラジオ深夜便　2006年7月号
《一般書籍》
132) 水分補給　乾いた夏の身体を潤すには？　雑学読本　NHK ためしてガッテン　1999年3月
133) 入浴　その入り方，危険？　雑学読本　NHK ためしてガッテン2　1999年9月
134) 事故にご注意！　温泉の入り方　クローズアップ現代 vol 3　2001年9月
《追加》
135) イロハの医　腹六分目，軽い運動から　朝日新聞　2006年5月9日

さくいん

1番湯	12, 13, 44
2番湯	44
3番湯	44
20時入浴	17
IgE	54
PAI-I	50, 52
PF-4	50, 51
tPA	50, 52
α顆粒	50, 51
βエンドルフィン	39, 45, 46, 53, 54
βトロンボグロブリン（β-TG）	50, 51

あ行

朝の入浴	75
足湯	78
熱い湯	63, 65, 72
アトピー性皮膚炎	32
安全入浴	80
安全入浴法	66, 69
硫黄泉	26
胃腸の湯	25
飲酒	77
飲酒後の入浴	77
飲泉	25
液性	7
塩化物泉	8, 24, 62
黄色ぶどう球菌	35, 36
温水	4

温泉	4
温泉洞窟療法	59
温泉の分類	7
——，液性による	7
——，泉温による	7
——，泉質による	8
温泉法	4
温泉療法医	64
温泉療法専門医	64
温泉療養	64
温泉療養の指針	24
温熱作用	9, 11, 64
温熱療法	14

か行

海水	4
化学作用	22, 64
科学的根拠	79
拡張期血圧	14, 15, 16, 17, 47, 72, 77
掛け湯	46, 47
家庭用浴用剤	64
かゆみの分類	34
含アルミニウム泉	27
関節痛	62
乾癬	22, 41, 42, 62
含鉄泉	26
含銅-鉄泉	26
休養	60
凝固活性	49, 51
凝固・線溶系	49

さくいん

筋肉痛	62
草津温泉	29
草津温泉浴	10, 13, 15, 21
草津温泉療法	32, 34, 40, 41, 79
血圧	15, 16, 19, 47, 49, 63, 69, 71, 72, 75, 77
血液粘度	19, 69, 74, 75, 76
血管内皮細胞	50
血漿βエンドルフィン	53, 54
血小板	49, 50, 51
血小板機能	69
血小板第4因子（PF-4）	50
血漿ヒスタミン濃度	39
血清IgE	35
血清LDH	35, 54
血栓	50
血糖	20
高温ストレス	55
高温泉浴	39, 43, 74
高温浴	12
交感神経	16, 63
高血圧症	62, 68
好酸球数	35
鉱水	4
鉱泉	4

さ 行

座位浴	21
サウナ浴	14
殺菌作用	35, 36, 37
酸性泉	26, 63
酸性泉浴湯皮膚炎	26
死海	4, 42
死海療法	42
時間湯	9, 13, 31, 43, 44, 45, 47, 50, 53, 54, 55, 74
時間湯連浴	55
静水圧	14, 17, 20, 21
痔疾	63
収縮期血圧	14, 15, 16, 17, 19, 47, 72, 77
就寝前入浴	19
重曹泉	25
集団入浴	31
消化器疾患	63
食塩泉	24
食直後の入浴	78
諸國温泉功能鑑	30
心筋梗塞	66, 67, 68, 69, 75
神経痛	62
人工温泉浴	19
心臓の湯	26
心拍数	14, 15, 16, 49, 63, 69, 71, 72, 75, 77
心拍出量	17
深部体温	9, 10, 11, 12, 14, 19, 47
心房性ナトリウム利尿ペプチド	21, 74
水位	75
水素イオン	80
水分補給	73, 74, 76
スキンケア	39, 40
ストレス	69
ストレスホルモン	45
成人型アトピー性皮膚炎	22, 31, 32, 33, 35, 36, 38, 39, 40, 42, 54, 62,

さくいん

	79, 80
成人型アトピー性皮膚炎患者	38, 39
生体リズム	28, 60
舌下温度	10, 47, 73
石膏泉	25
泉温	7
全国温泉番付	56
泉質	8, 22, 24
線溶活性	49, 52, 53, 69, 75
総合的生体調整作用	28, 60, 64
早朝高血圧	76
瘙痒	34, 39
組織プラスミノーゲン活性化因子（tPA）	50

た 行

宝水	76
炭酸水素塩泉	8, 25, 62
単純泉	8, 27
単純炭酸泉	26
適温	45
鉄泉	26
湯治	60
糖尿病	63, 68

な 行

二酸化炭素泉	26, 62
日内変動	10, 15, 28
日本温泉気候物理医学会	64
入浴関連死	66
入浴関連事故	69
入浴事故	66, 70, 76, 77
入浴事故防止	70
入浴の効用	65
ぬるい湯	63, 65, 74
熱の湯	24
粘性	20
脳梗塞	66, 67, 68, 69, 75
のぼせ	45, 46

は 行

発汗	19, 25, 27, 73
半身浴	14, 75
美人の湯	22, 23
美肌効果	22, 23, 24
皮膚疾患	62
皮膚表面pH	37
フィブリノーゲン	51
フィブリン	51
不感温度	39
副交換神経	63
物理作用	9
プラーク	49
プラスミノーゲン活性化因子抑制物質I（PAI-I）	50
浮力	20
ヘマトクリット	19, 49, 73, 74, 76
便秘	63
放射能泉	27
保温効果	11, 19, 24
補完・代替医療	3

さくいん

保湿	40
保湿剤	65
保養	60

ま 行

真湯	9, 20
真湯浴	10, 11, 12, 13, 19
末梢血管拡張作用	14, 22, 26, 62
末梢血管抵抗	16
真水	4, 9, 20
マンガンイオン	37, 80
慢性心不全	13, 14
慢性の胃腸病	63
免疫能	55

や 行

夜間血圧	17
湯あたり（湯中り）	61
湯温	76
湯冷め	9, 11
雪降る露天風呂	72, 73
湯ただれ（酸性泉浴湯皮膚炎）	27, 61
湯の華	26
湯揉み	45
ヨウ素イオン	37, 80
溶存物質総量	4, 8, 10, 42
浴室暖房	71, 75
浴室床暖房	71
浴用剤	11

ら 行

利尿	19, 21, 74
硫酸塩泉	8, 25, 62, 25
療養	60, 61
療養泉	7
緑ばん泉	26
リンパ球サブセット	55
冷鉱泉	7